Das Fallpflegesystem

*Dieses Buch widme ich
in Dankbarkeit
meinen drei Begleitern.*

Karl Oberhauser

Das Fallpflegesystem

Case Management

als Pflegesystem und Handlungskonzept

in der Langzeitpflege

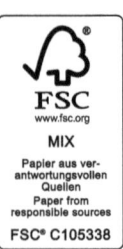

Zum Autor

Karl Oberhauser

Diplom-Psychologe (Klinische Psychologie); dipl. Psychiatriepfleger

13 Jahre Geschäftsführung von Alters- und Pflegezentren

Seit 2017 berufliche Eigenständigkeit mit:

Perspectivia: Strategische Unternehmensberatung im Gesundheitswesen

www.perspectivia.ch

Senio-help: Beratungsstelle für Seniorinnen, Senioren und Angehörige

www.senio-help.ch

Bibliografische Information der Deutschen Nationalbibliothek:

Die Deutsche Nationalbibliothek verzeichnet diese Publikation in der Deutschen Nationalbibliografie; detaillierte bibliografische Daten sind im Internet über http://dnb.dnb.de abrufbar.

1. Auflage, 2017

Foto auf Titelseite

Shutterstock: Metaphor of communication. Concept. 3d illustration von 3dprofi.

Herstellung und Verlag: BoD – Books on Demand, Norderstedt

ISBN: 978-3-7460-3375-4

Inhaltsverzeichnis

Hinweis.. 9

Vorwort und Danksagung... 11

1   **Einleitung**.. 13

2   **Begriffsklärung**... 15

2.1   Pflegewissenschaft... 15

2.2   Pflegetheorie... 18

2.3   Pflegemodell... 20

2.4   (Pflege)-Leitbild.. 22

2.5   Konzept und Praxis... 22

2.6   Pflegesystem... 23

3   **Arten von Pflegesystemen**.. 27

3.1   Tätigkeitsorientierte Pflegesysteme..................................... 27

3.1.1   Funktionspflegesystem.. 27

3.2   Personenorientierte Pflegesysteme...................................... 29

3.2.1   Zimmer-, Bereichs- und Gruppenpflege............................. 29

3.2.2   Primary Nursing... 32

3.2.3   Bezugspflege... 34

4   **Grenzen personenorientierter Pflegesysteme**.................... 37

4.1   Risikofaktoren für die Umsetzung....................................... 38

4.1.1   Qaulifizierung und Fähigkeiten der Pflegefachpersonen......... 38

4.1.2   Stellenplanberechnung... 40

4.1.3	Stellenpensum vs Anwesenheitspensum	42
4.1.4	Dienstplanung	44
4.1.5	Caseload (Bezugspersonenspanne)	45
4.1.6	Skill-Grade-Mix	46
4.1.7	Zusammenfassung	47

5	**Case Management**	**51**
5.1	Die Entwicklung des Case Managements	51
5.2	Definition und Merkmale von Case Management	52
5.3	Die Ebenen des Case Management	54
5.4	Die Prozessschritte im Case Management	55
5.5	Die Rollen der Case Managerin	56
5.6	Care Management und Managed Care	56
5.7	Case Management als Pflegesystem	57

6	**Das Fallpflegesystem**	**59**
6.1	Einführung in das Fallpflegesystem	59
6.2	Das Fallpflegesystem als Handlungskonzept	63
6.2.1	Der Fallsteuerungs-Kreislauf im Fallpflegesystem (Teil 1)	63
6.2.2	Der Leistungsprozess-Kreislauf im Fallpflegesystem	68
6.2.3	Der Fallsteuerungs-Kreislauf im Fallpflegesystem (Teil 2)	69
6.3	Das Fallpflegesystem als Pflegeprinzip	70
6.4	Das Fallpflegesystem als Pflegesystem	72
6.4.1	Aufgaben der Pflegedienstleitung	72
6.4.2	Aufgaben der Stationsleitung	72
6.4.3	Aufgaben der Fallmanagerin	73
6.4.4	Aufgaben des Pflegeteams	75

6.4.5   Besonderheiten des Fallpflegesystems............................   77

6.4.6   Arbeitszeiten, Stellvertretungen, Pensen, Caseload..............   80

6.4.7   Rapportwesen, Informationsaustausch und Visiten...............   81

6.4.8   Zusammenarbeit der Fallmanagerin mit Ärzten..................   82

6.4.9   Anfroderungs- und Kompetenzprofil der Fallmanagerin........   83

6.5   Zeitlicher Ablauf der Fall- und Prozesssteuerung................   85

6.5.1   Aufnahme-Assessment..   86

6.5.2   Pflegeleistungserfassung...   88

6.5.3   Befindlichkeit und vertiefte Assessments...........................   88

6.5.4   Kompetenz-Bedürfnis-Assessment..................................   89

6.5.5   Behandlungsplan und pflegerischer Leistungsplan...............   90

6.6   Einführung des Fallpflegesystem in die Praxis....................   92

6.7   Die Vorteile des Fallpflegesystems: Zusammenfassung..........   94

7   Schlussbetrachtung..   97

Abbildungsverzeichnis..   101

Literaturverzeichnis..   103

Save the Date..   109

Zum Autor...   111

Hinweis

Ich spreche in diesem Buch von „Langzeitpflege". Mit diesem Begriff meine ich ambulante und stationäre Einrichtungen, die Pflegeleistungen für ältere oder chronisch kranke Menschen anbieten.

Mit dem Begriff «Langzeitpflegeeinrichtung» bezeichne ich Einrichtungen, die entweder Pflegeabteilungen mit stationärer Pflege anbieten und/oder Einrichtungen, die unter der gleichen Trägerschaft verschiedene Wohnformen (Alterswohnen, Betreutes Wohnen, Pflegewohnen, Pflegeabteilung) mit stationärer und ambulanter Pflege zur Verfügung stellen.

Der Begriff «Bewohnerinnen» bezeichnet Menschen, die in Langzeitpflegeeinrichtungen wohnen und leben. Über „Patientinnen" wird gesprochen, wenn eher der Kontext eines Krankenhauses gemeint ist.

Im Text wird der Einfachheit halber die weibliche Schreibweise genutzt und meint damit Personen beiderlei Geschlechts.

Vorwort und Danksagung

Wie muss Pflege in einer Langzeitpflegeeinrichtung organisiert sein, um einen grösstmöglichen Behandlungsnutzen für die Bewohnerinnen zu erzielen, die Zusammenarbeit zwischen allen an der Behandlung beteiligten Leistungserbringern wirksam zu gestalten und den Pflegemitarbeiterinnen pflegerisches Handeln unter weniger Zeitdruck und Bürokratie zu ermöglichen?

Diese Frage beschäftigt mich seit vielen Jahren. Die Bezugspflege (Bezugspersonenpflege) als Pflegesystem stösst immer wieder an Grenzen, die eine konsequente und wirksame organisatorische Umsetzung erschweren. Bei der Bereichs- und Gruppenpflege oder Mischformen von Pflegesystemen erweist sich die Festlegung von Zuständigkeiten und Verantwortungsbereichen als schwierig. Mit der Zunahme der Multimorbidität der Bewohnerinnen und der damit verbundenen Komplexität der Pflegesituationen verschärft sich die Frage nach dem geeigneten Pflegesystem, weil immer mehr Leistungserbringer und Anspruchsgruppen in die Behandlung involviert sind (Bewohnerinnen, Pflegende, Ärzte, Therapeuten, ambulante Pflegedienste, Angehörige usw.). Eine sektorübergreifende Zusammenarbeit, eine genaue Kenntnis der Problemlage der Bewohnerinnen, ein fachlich fundierter Informationsaustausch und vor allem eine bewohnerinnenbezogene Behandlungssteuerung sind von zentraler Bedeutung. Gerade externe Leistungserbringer äussern oft, dass die anwesenden Pflegefachpersonen über die Bewohnerinnen zu wenig detailliert informiert sind oder Rückfragen zum Behandlungsverlauf zu wenig präzise beantworten können. Auf der anderen Seite fühlen sich die Pflegenden mit ihren Anliegen oder Rückmeldungen von den externen Leistungserbringern zu wenig ernst genommen und oftmals übergangen. Diese Problemstellungen veranlassten mich, nach Lösungsmöglichkeiten auf der pflegeorganisatorischen Ebene zu suchen. Aus dieser Suche ist das Fallpflege-system entstanden.

Mein besonderer Dank gilt Silvia Scherzinger, Pflegefachfrau HF, die mich in der Entwicklung des Fallpflegesystems beruflich und per-sönlich unterstützt hat. Mit ihrem kritischen Geist, ihren fundierten Rückmeldungen und ihren Verbesserungsvorschlägen war sie mir eine grosse Unterstützung. Mein weiterer Dank gilt allen Pflegemitarbeite-rinnen, mit denen ich in den letzten 13 Jahren zusammenarbeiten durf-te. Vieles, was ich von ihren Vorstellungen von „guter" Pflege hörte, ist in die Entwicklung des Fallpflegesystems eingeflossen.

Henau, im November 2017
Karl Oberhauser

1   Einleitung

Die Pflege und im Besonderen die ambulante und stationäre Langzeitpflege sind in einem Veränderungsprozess. Die Komplexität der pflegerischen Situationen und die Pflegeintensität nimmt zu. Die fachlichen und menschlichen Anforderungen an das Pflegepersonal steigen. Die körperliche und die psychische Arbeitsbelastung ist hoch und aufgrund der Ökonomisierung der Pflege werden die zeitlichen und personellen Ressourcen knapper. Gleichzeitig steigt der Erwartungsdruck der Bewohnerinnen, der Angehörigen und der externen Leistungserbringer (Ärzte, Therapeuten), aber auch der Trägerschaften von ambulanten Pflegediensten und Langzeitpflegeeinrichtungen an die Leistungsfähigkeit der Pflege- und Betreuungsteams. In diesem Spannungsfeld gilt es nach Lösungen zu suchen. Die Lösungen sollen gewährleisten, dass die Bewohnerinnen eine Pflege erhalten, die ihrer Lebensqualität dient, dass die Angehörigen die Sicherheit haben, dass ihre Eltern bestmöglich gepflegt und betreut sind, dass die Zusammenarbeit zwischen der Pflege und externen Leistungserbringern wirksam ist und dass die Pflegemitarbeiterinnen genügend Zeit haben, sich um eine ganzheitliche Pflege und Betreuung der Bewohnerinnen zu kümmern. Um in diesem Spannungsfeld bestmöglich zu agieren, ist die Wahl des geeigneten Pflegesystems von zentraler Bedeutung.

In diesem Buch wird das «Fallpflegesystem» als ein neues Pflegesystem vorgestellt. In einer früheren Publikation (Oberhauser, 2017) habe ich dieses System „Pflegesystem Fachverantwortliche Pflege" genannt. Dieser Begriff hat sich als zu wenig präzise erwiesen, so dass ich jetzt vom „Fallpflegesystem" spreche. In diesem Wort sind die zwei wesentlichen Begriffe enthalten, die dieses Pflegesystem beschreiben: eine Organisationsform der Pflege (Pflegesystem), die der einzelfall- und damit der bewohnerinnenorientierten Pflege (Fall) gerecht wird.

Das Fallpflegesystem basiert auf dem Case Management-Ansatz. Case Management wird in der Gesundheitsversorgung als Handlungskonzept eingesetzt, d.h. die Case Managerin arbeitet in der Regel mit Pflegeteams zusammen, die pflegeorganisatorisch nach einem personenorientierten Pflegesystem arbeiten (z.B. Bezugspflege). Im Gegensatz zum Case Management ist das Fallpflegesystem sowohl ein Handlungskonzept als auch ein Pflegesystem. Damit greift das Fallpflegesystem tiefer in die Organisationsstruktur ein als Case Management, beeinflusst die Organisation und die Aufgaben der gesamten Pflege und verbessert die Zusammenarbeit zwischen der Pflege und anderen Versorgungssektoren (Medizin, Therapie usw.).

Die Beschreibung des Fallpflegesystems erfolgt in diesem Buch schwerpunktmässig für Langzeitpflegeeinrichtungen. Die Prinzipien des Fallpflegesystems lassen sich aber auch auf ambulante Pflegedienste, Krankenhäuser und spezialisierte Kliniken übertragen.

Um das Fallpflegesystem in einen Kontext einzubetten, erfolgt im nächsten Kapitel zuerst eine Klärung von Begriffen aus der Pflege. Im dritten und vierten Kapitel werden bisherige Pflegesysteme sowie deren Grenzen in der Anwendung beschrieben. Das Kapitel fünf dient der Beschreibung der Prinzipien des Case Managements als Handlungskonzept. Auf diesen Grundlagen erfolgt ab dem sechsten Kapitel die Beschreibung des Fallpflegesystems.

2 Begriffsklärung

Zusammenfassung Kapitel 2
Krankenhäuser, spezialisierte Kliniken, ambulante Pflegedienste und Langzeitpflegeeinrichtungen sind Strukturveränderungen unterworfen. Die Pflege hat heute die zentrale Steuerungsaufgabe in der multiprofessionellen, interdisziplinären und intersektoralen Versorgung. Die grossen Pflegetheorien und die daraus historisch gewachsenen Pflegemodelle verlieren an Bedeutung, weil sie diese Pflegerealität ungenügend abbilden. Aufgrund dieser Veränderungen stehen auch personenorientierte Pflegesysteme als geeignete Pflegeorganisation in Frage. Die Pflege ist auf der Suche nach pflegetheoretischem Wissen und Pflegemodellen, die die heutige Pflegerealität praxisnaher, einzelfallorientiert und verständlich abbilden. Dies erfordert auch die Entwicklung neuer Pflegesysteme (Pflegeorganisationsformen).

2.1 Pflegewissenschaft

Die Pflegewissenschaft ist eine Handlungswissenschaft. Sie beschäftigt sich mit der pflegerischen Praxis und leitet daraus wissenschaftliche Erkenntnisse ab. Andererseits entwickelt die Pflegewissenschaft aus wissenschaftlichen Erkenntnissen Theorien, Modelle und Handlungsanleitungen für die Praxis. Die Pflegewissenschaft beruht auf der Pflegeforschung, der Theoriebildung und der Lehre (Abbildung 1). Die Pflegeforschung ist das Instrument der Pflegewissenschaft und widmet sich der Frage, «was» bei der Pflege wirkt und «wie» es wirkt. Sie prüft Pflegewissen nach wissenschaftlichen Standards, schafft neues Wissen und führt dieses in den Pflegealltag ein. Die Pflegeforschung reicht von Fragen zur Gesundheitsförderung bis hin zur Pflege von chronisch und unheilbar kranken Menschen. Die Swiss Research Agenda for Nursing (Imhof et al., 2007) beispielsweise sieht ihre Forschungsprioritäten 2007 bis 2017 in folgenden Bereichen:

- pflegerelevante Phänomene identifizieren, in theoretischen Modellen beschreiben und systematisch beurteilen.
- die Wirkung pflegerischer Massnahmen evaluieren.
- Funktionen und Ressourcen familialer Systeme konzeptualisieren und die praktischen Implikationen beschreiben.
- Forschung über die Vielfalt individueller Lebensumstände und wie diese in der Pflege berücksichtigt werden können.
- Entwicklung pflegerischer Dienstleistungen in einem sich verändernden Gesundheitswesen.
- Forschung über Zusammenhänge zwischen Arbeitsumgebung und Pflegequalität.
- Forschung zur Umsetzung von ethischen Prinzipien in der Pflege.

Die Pflegeforschung schafft die Grundlagen für die Theorieentwicklung, sie entwickelt Instrumente zur Erfassung pflegerischer Phänomene und sie fördert die Professionalisierung der Pflege (Mayer, 2011).

Ein Beispiel für die Anwendung von Forschungsergebnissen in der Praxis ist die evidenz-basierte Pflege (EBN: evidence-based-nursing), d.h. die durch wissenschaftliche Erkenntnisse begründbare Pflege. EBN ist ein Handlungsentscheidungsprozess bei pflegerischen Problemen, bei dem sich die Pflegefachmitarbeiterinnen sowohl auf ihre persönlichen Erfahrungen (interne Evidenz) als auch auf externe Evidenz-Studien beziehen. EBN hilft, pflegerische Entscheidungen auf der Grundlage wissenschaftlicher Standards zu fällen. Allerdings muss EBN auch kritisch betrachtet werden. Evidenzbasierung ist ein naturwissenschaftliches Paradigma, welches von der Medizin übernommen wurde und es ist fraglich, ob und wie Evidenzbasierung die verschiedenen Aspekte eines ganzheitlichen pflegerischen Handelns abbilden kann.

Die Pflegewissenschaft als wissenschaftliche Disziplin wurde im 20. Jahrhundert in den USA begründet. In Europa ist die Pflegewissenschaft noch eine junge, aber aufstrebende Disziplin. Das lässt sich an den akademischen Pflegestudiengängen und der Pflegeforschung mit ihren vielfältigen Publikationen erkennen.

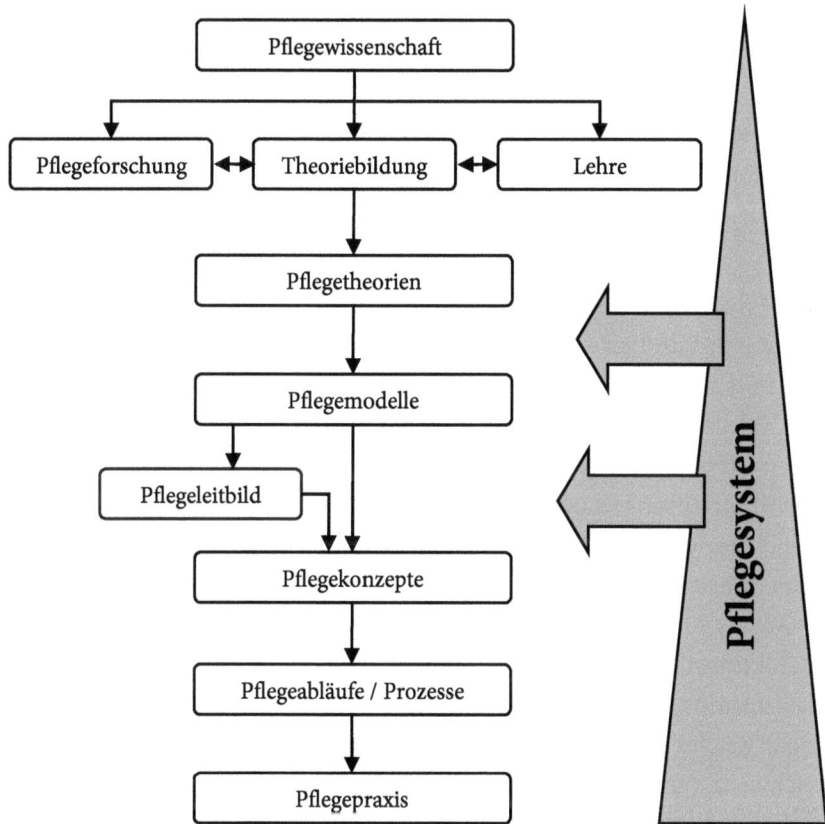

Abbildung 1:   Die Pflegewissenschaft führt zu Pflegetheorien, die mit Modellen, Konzepten und Abläufen/Prozessen in die Praxis umgesetzt werden. Das Pflegesystem ist das Pflegeprinzip und die Organisationsform, die zur Umsetzung notwendig sind (Quelle: Thiemes Pflege, 2004; modifiziert).

2.2 Pflegetheorie

Eine Pflegetheorie beschreibt:

- das Pflegeverständnis: was ist Pflege, wie sollte Pflege sein, was macht Pflege aus, wie wird gepflegt, was ist Gesundheit und Krankheit, wie entsteht Pflegebedürftigkeit.
- das Fach- und Zuständigkeitsgebiet der Pflege: wer pflegt, wer ist der Pflegeempfänger, Aufgaben und Ziele der Pflege.
- die Rolle der Pflegenden: Stellenwert der Pflege, Ausbildung, Berufsbild.
- die Erwartungen an und die Wirkungen von Pflege.

Eine Pflegetheorie muss systematisch aufgebaut sein, sie muss eine theoretisch fundierte Pflege ermöglichen und sie muss aktuelle Erkenntnisse aus der Pflegeforschung berücksichtigen (Abbildung 1). Eine Pflegetheorie liefert den Pflegenden das Hintergrundwissen für eine professionelle Pflege. Die Auseinandersetzung mit Pflegetheorien ist für Einrichtungen im Gesundheitswesen wichtig, weil die gewählte/n Pflegetheorie/n (umgesetzt über Pflegemodelle und Konzepte) die Pflegepraxis beeinflussen.

Meleis (1999) klassifiziert Pflegetheorien nach Bedürfnistheorien, Interaktionstheorien und ergebnisorientierten Theorien. Eine andere Klassifikation ist diejenige in Pflegetheorien grosser, mittlerer und geringer Reichweite (Abstraktionsniveau). Zu den Pflegetheorien grosser Reichweite (grosse Pflegetheorien) gehören die Bedürfnistheorien, Interaktionstheorien und ergebnisorientierten Theorien. Diese Theorien sind umfangreich, haben einen hohen Abstraktionsgrad und beschreiben einen idealtypischen Zustand. Sie werden aber den Unterschieden der komplexen Pflegesituationen im Alltag kaum mehr gerecht. Sie geben den Pflegefachpersonen keine Handlungsanweisungen, welche Pflegemassnahmen in welcher Pflegesituation notwendig sind. Die Theorien mittlerer Reichweite betrachten einzelne Pflegesituationen (z.B. Phänomen Schmerz, Phänomen Demenz). Sie haben einen engeren Geltungsbereich und sind praxisnaher, geben aber keine konkreten Anweisungen für einzelne Pflegehandlungen. Die Theorien geringer Reichweite sind praxisnah und geben konkrete Handlungsanweisungen für die Praxis (z.B. Pflegestandards, Dekubitusbehandlung, Kommunikation mit dementen Menschen). Die grossen Pflegetheorien wurden in der zweiten Hälfte des 20. Jahrhunderts im US-amerikanischen Raum entwickelt, um die Pflege als eigenständige Wissenschaft zu etablieren und von der Medizin abzugrenzen. Die grossen Pflegetheorien stellen zwar einen wichtigen Schritt zur Professionalisierung der Pflege dar, aber:

- sie sind keine wissenschaftlichen Theorien, sondern eher konzeptionelle Modelle.

- sie sind allgemein und normativ (anweisend) formuliert.

- und sie erfassen die Komplexität der unterschiedlichen Pflegesituationen und die Individualität des Einzelfalls ungenügend (Moers, 2006; Hallensleben, 2003).

In den 1990-er Jahren erfolgte die Entwicklung von Pflegetheorien, die eher philosophisch ausgerichtet sind und die Fürsorge (caring) als zentrales Element der Pflege und des pflegerischen Handelns betonen. Zu diesen Theorien gehört z.B. die Fürsorgetheorie von Benner und Wrubel. In den letzten Jahren gab es kaum noch Pflegetheorieentwicklungen, weil die Passungsprobleme zwischen den Pflegetheorien und der pflegerischen Praxis zu gross sind. Der Anspruch einer Einheitstheorie der Pflege wurde aufgegeben, da es nicht möglich ist, mit einer einzelnen Theorie die Komplexität der Pflege abzubilden. Pflegetheorien müssen Probleme aus der pflegerischen Praxis lösen. Daher konzentriert sich die pflegetheoretische Entwicklung heute verstärkt auf eine empirisch gestützte Theoriebildung (wissenschaftlich belegte Erfahrung), d.h. die Entwicklung theoretischer Ansätze mit einer grösseren Praxisrelevanz.

Zusammenfassend zeigt sich, dass die grossen, normativen Pflegetheorien an Bedeutung verlieren. Pflegesituationen sind heute durch eine Komplexität geprägt, die multidimensionale, prozess- und patientenorientierte Lösungswege erfordern. Pflegetheorien müssen so ausgestaltet sein, dass sie komplexe Pflegesituationen beschreiben und erklären und Praxisprobleme lösen. Im Mittelpunkt stehen also weniger theoretische Erklärungen als vielmehr der Nachweis der Wirkung des pflegerischen Handelns (Moers, 2006). Dieser Wirkungsnachweis des pflegerischen Handelns kann in der Praxis nur erfolgen, wenn zwischen dem pflegerischen Problem und dem Ergebnis des pflegerischen Handelns eine Beziehung hergestellt wird. Dieser Fokus „Problem – Ergebnis – Wirkung" wird sicher in Zukunft an Bedeutung gewinnen.

2.3 Pflegemodell

Ein Pflegemodell ist eine Beschreibung zur Umsetzung einer Pflegetheorie in die Praxis (Abbildung 1). Ein Pflegemodell hilft den Pflegemitarbeiterinnen zu verstehen, was sie in der Pflege tun, wie sie es tun und warum sie es tun. Ein Pflegemodell beschreibt auf einer konkreteren Ebene die Pflege in Bezug zum Menschen und seiner Umwelt, die Bedeutung von Gesundheit und Krankheit, die Aufgaben der Pflegenden und die Zielsetzungen der Pflege. Ein Pflegemodell macht aber keine Aussagen zur Organisation der Pflege (d.h. zum Pflegesystem). In der Praxis werden die Begriffe «Pflegetheorie» und «Pflegemodell» oft synonym verwendet, da sich die Pflegemodelle von ihren zugrundeliegenden Pflegetheorien oft nicht klar abgrenzen lassen. Bekannte Pflegemodelle sind das Modell von Orem (Selbstpflege-Defizit-Modell), das Roper-Logan-Tierney-Modell (Pflegemodell der Lebensaktivitäten), das Pflegemodell nach Roy (Adaptationsmodell), das Pflegemodell nach Juchli (Aktivitäten des täglichen Lebens), das Pflegemodell nach Krohwinkel (Modell der fördernden Prozesspflege) usw.

In Krankenhäusern, ambulanten Pflegediensten und Langzeitpflege einrichtungen finden rasche Strukturveränderungen statt (zunehmende Komplexität der Pflegesituationen, Multimorbidität der Bewohnerinnen, Verkürzung der Aufenthaltszeiten usw.). Diesen Strukturveränderungen werden die Pflegemodelle aus der zweiten Hälfte des letzten Jahrhunderts nicht mehr gerecht. Diese Pflegemodelle bilden nur diejenigen Probleme der Bewohnerinnen ab, die gemäss dem Pflegemodell analysiert werden, berücksichtigen aber andere Aspekte nicht. Nicht alle Pflegemodelle sind im gleichen Ausmass geeignet, Beziehungen und Ursache-Wirkungs-Zusammenhänge zwischen den verschiedenen Problemen einer Bewohnerin aufzuzeigen. Das bedeutet, dass die Darstellung komplexer Pflegesituationen und die Bestimmung der „richtigen" Ziele und Pflegemassnahmen letztlich weniger vom Pflegemodell abhängen, sondern vielmehr von den analytischen Fähigkeiten der Pflegefachpersonen. Wie bei den Pflegetheorien wird auch bei den Pflegemodellen in der Praxis oft zu wenig geprüft, welchen Nutzen (Ergebnis) ihre Anwendung für die Bewohnerinnen haben.

Die heutige Pflege übernimmt immer stärker eine zentrale Steuerungsaufgabe in der multiprofessionellen (verschiedene Berufsgruppen), interdisziplinären (verschiedene Fachbereiche) und intersektoralen (verschiedene Organisationen) Versorgung. Neue Wohnformen (Alterwohnen mit Serviceleistungen, Betreutes Wohnen und Pflegewohnen) und die integrierte Versorgung (Zusammenschluss zwischen Alterswohnungen mit Dienstleistungen, Pflegezentren, ambulanten Pflegediensten) lösen die Trennung von ambulanter und stationärer Langzeitpflege auf (Curaviva, 2016). Aus diesem Grund sind auch im ambulanten Pflegedienst und in der stationären Langzeitpflege neue Pflegemodelle notwendig, die die multidimensionale Problemerfassung und das Erkennen von Beziehungen und Kausalzusammenhängen zwischen den Problemen der Bewohnerinnen auf eine nachvollziehbare Art erlauben.

2.4 (Pflege)-Leitbild

Im Leitbild formuliert ein Unternehmen sein Selbstverständnis als organisierte und leistungserbringende Organisation im Hinblick auf ihr Handeln und ihr Verhalten. Im Leitbild wird festgelegt, welche Leistungen die Organisation in welcher Qualität erbringt, welche Ziele sie sich setzt, wie sie sich organisiert und welche Ressourcen sie dafür benötigt. Zusätzlich sind im Leitbild normative Aussagen zum Umgang mit den verschiedenen Kundengruppen verankert.

Ob ein Betrieb neben dem Unternehmensleitbild zusätzlich ein Pflegeleitbild entwickelt, liegt in der Entscheidung des einzelnen Betriebs. Allerdings müssen „beide" Leitbilder in ihren grundsätzlichen Werten und Zielen übereinstimmen. Das (Pflege)-Leitbild wird von den in der Unternehmung geltenden Pflegetheorien sowie dem angewandten Pflegemodell abgeleitet (Abbildung 1). Denkbar ist grundsätzlich auch der umgekehrte Weg, d.h. ein Betrieb erstellt zuerst ein (Pflege)-Leitbild und begründet anschliessend die Leitbildaussagen mit dem passenden Pflegemodell und Pflegetheorien.

Das (Pflege)-Leitbild ist neben den Pflegetheorien und dem Pflegemodell für einen Betrieb ein wichtiger Entscheidungsparameter für die Wahl des geeigneten Pflegesystems.

2.5 Konzept und Prozess

Ein Konzept ist ein Handlungsplan für ein bestimmtes Pflegeproblem. Konzepte werden von Theorien oder Modellen abgeleitet (Abbildung 1). Durch die Anwendung von Konzepten wird die damit verbundene Theorie/Modell bestätigt oder widerlegt. Empirische Konzepte beschreiben Phänomene, die gemessen und beobachtet werden können (z.B. Konzept zur Dekubitusprophylaxe) und abstrakte Konzepte beschreiben nicht direkt mess- und beobachtbare Phänomene (z.B. Konzept Schmerzbehandlung).

Ein Prozess ist eine Abfolge von Einzeltätigkeiten. Prozesse oder Abläufe werden vom Konzept (Handlungsplan) abgeleitet. Umgekehrt müssen sich alle Prozesse oder Abläufe wiederum durch ein Konzept (Handlungsplan) begründen lassen.

2.6   Pflegesystem

Büssing (1997) beschreibt ein Pflegesystem durch die beiden Dimensionen Pflegeprinzip und Pflegeorganisationsform (Abbildung 2). Das Pflegeprinzip ist die inhaltliche Ausrichtung des Pflegesystems und bestimmt, ob sich die Pflege eher an Tätigkeiten oder an Bewohnerinnen orientiert. Das Pflegeprinzip widerspiegelt die Haltung der Pflegenden. Die Pflegeorganisationsform beschreibt den Zuständigkeitsbereich der Pflegenden (z.B. für eine Station, einen Bereich, eine Gruppe, eine Bewohnerin). Mittels der beiden Dimensionen «Pflegeprinzip» und «Pflegeorganisationsform» lassen sich alle Pflegesysteme klassifizieren.

Ob ein Pflegesystem eher funktions- oder personenorientiert ist, hängt gemäss Büssing nicht einfach von der Benennung des Pflegesystems oder dem Zuständigkeitsbereich ab, sondern von der Organisation der Arbeitsabläufe. Des Weiteren verweist Büssing (1997) darauf, dass in der Praxis Pflegeprinzip und Pflegeorganisationsform oft nicht konsequent zusammenpassen, so dass nicht ein Pflegesystem im eigentlichen Sinne vorliegt, sondern eine Mischform. Ein Pflegesystem beschreibt also:

- wie die Pflege organisiert ist, d.h. welche Aufgaben, Verantwortung und Kompetenzen den Pflegemitarbeiterinnen zugeordnet sind.

- wie die Pflege gesteuert wird, d.h. die Prozesse und die Vorgehensweise, um ein bestimmtes Ziel zu erreichen.

- und wie die Zusammenarbeit zwischen den Bewohnerinnen, den

Pflegemitarbeiterinnen und anderen Berufs- und Anspruchsgruppen geregelt ist.

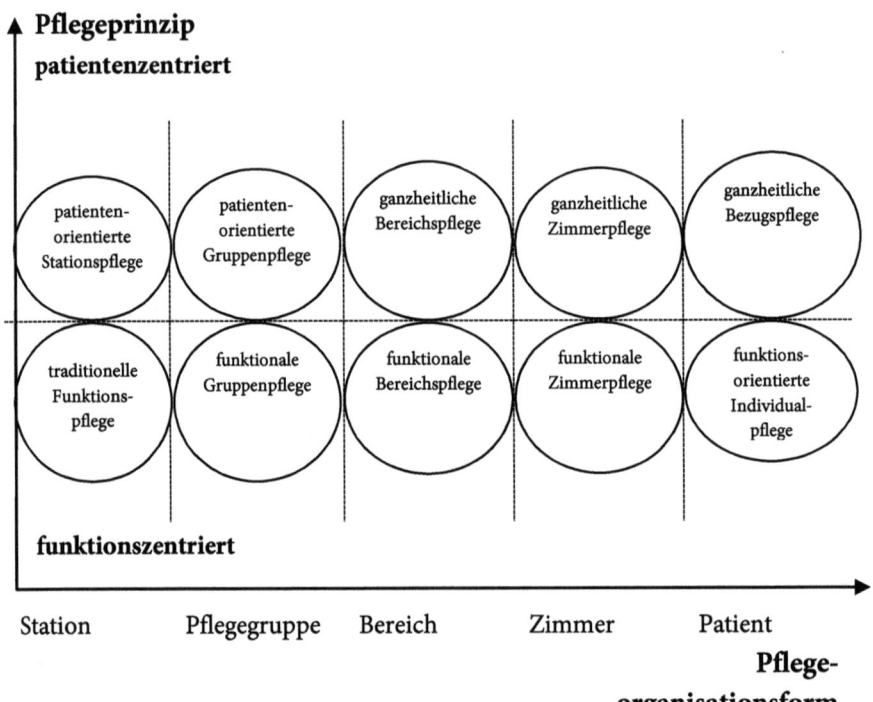

Abbildung 2: Die Klassifikation der Pflegesysteme nach Büssing
(Quelle: Büssing, 1997).

Gemäss dem Prinzip „die Organisation folgt dem Prozess" steht das Pflegesystem in einem logischen Zusammenhang zu den Pflegetheorie/n, zum Pflegemodell, dem Leitbild, den Pflegekonzepten und den daraus abgeleiteten Prozessen (Tätigkeiten) einer Einrichtung. Nur durch das „passende"Pflegesystem ist die konsequente und wirksame

Umsetzung von Pflegetheorien, Pflegemodellen, dem Leitbild und den Pflegekonzepten in die Praxis gewährleistet. Ist diese Übereinstimmung nicht gegeben, sind Qualitätseinbussen in der Pflege zu erwarten. Inwieweit diesem Zusammenhang in der Praxis genügend Beachtung geschenkt wird, ist fraglich. Es macht fast eher den Anschein, dass viele Einrichtungen im Gesundheitswesen ein personenorientiertes Pflegesystem wie beispielsweise die Bezugspflege oder Primary Nursing anwenden, weil es sich heute einfach so gehört und/oder in Ermangelung eines alternativen Pflegesystems.

3 Arten von Pflegesystemen

Zusammenfassung Kapitel 3
Heute werden in Krankenhäusern, spezialisierten Kliniken und Lang-
zeitpflegeeinrichtungen personenorientierte Pflegesysteme umgesetzt. Die
Hauptmerkmale personenorientierter Pflegesysteme sind die Verantwor-
tungsübernahme für die Pflege der Bewohnerinnen durch die Pflegemit-
arbeiterinnen, die Kontinuität in der Pflege und die Beziehungsgestal-
tung. Im deutschsprachigen Raum werden die Pflegesysteme Primary
Nursing und Bezugspflege bevorzugt angewendet. In diesem Kapitel wer-
den die einzelnen Pflegesysteme kurz beschrieben.

3.1 Tätigkeitsorientierte Pflegesysteme

3.1.1 Funktionspflegesystem

Die Funktionspflege basiert auf den Prinzipien des Taylorismus
(Teilung der Arbeit in repetitive Einheiten, Trennung von Planung und
Handlung, vollständige Kontrolle des Arbeitsprozesses mit dem Ziel
der Produktivitätssteigerung). Das Organisationsprinzip ist die einzelne
Tätigkeit und nicht der (Pflege)-Prozess (Kellnhauser et al., 2004). Die
Arbeit im Pflegeteam wird nach Einzeltätigkeiten aufgeteilt, d.h. eine
Pflegeperson führt entsprechend ihrem Qualifikationsniveau bei allen
Bewohnerinnen die gleiche Tätigkeit aus (z.B. Blutdruck messen, Medi-
kamente verteilen, Verbände machen, Betten machen, Getränke verteilen usw.). Bei der Funktionspflege ist die Stationsleitung den Pflegenden hierarchisch und fachlich übergeordnet. Sie hat pflegerisch die
alleinige Entscheidungsbefugnis, sie übernimmt die Pflegeplanungen
und delegiert die Durchführung der pflegerischen Massnahmen an die
Mitarbeiterinnen. Die Stationsleitung ist das Bindeglied zwischen der

Pflege, der ärztlichen Versorgung und anderen an der Pflege beteiligten Personen. Die Pflegemitarbeiterinnen haben für die übertragenen Aufgaben die Ausführungsverantwortung und eine Rechenschaftspflicht gegenüber der Stationsleitung (Abbildung 3).

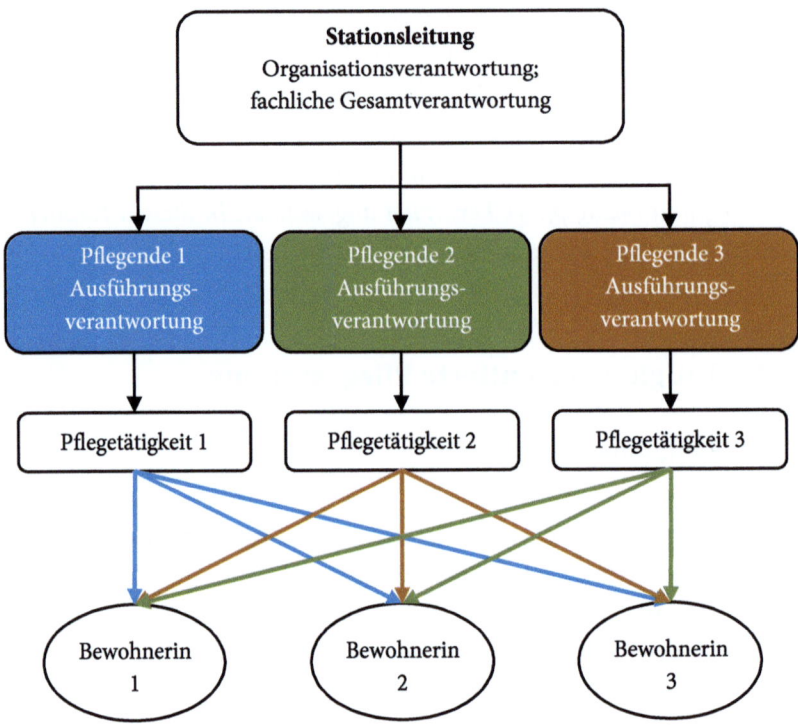

Abbildung 3:   Das Funktionspflegesystem: die Stationsleitung hat die Organisations- und die pflegerische Fachverantwortung; die Pflegemitarbeiterinnen haben die Ausführungsverantwortung für die Pflege (Quelle: Thiemes Pflege, 2004; modifiziert).

Die Pflegenden beobachten die Bewohnerinnen während der Ausführung ihrer Aufgaben und melden Beobachtungen direkt der Stationsleitung (Moers, M; Schiemann, D., 2008).

Für die Bewohnerinnen bedeutet Funktionspflege den täglichen Kontakt zu einer Vielzahl von Pflegenden. Die einzelnen Pflegemitarbeiterinnen besitzen kein Bild über die Gesamtsituation und die Wünsche und Bedürfnisse der Bewohnerinnen. Es besteht die Gefahr, dass wichtige Informationen zum Krankheitsverlauf verloren gehen oder falsch interpretiert werden (Moers & Schiemann, 2008). Die Funktionspflege dient vor allem der Ökonomisierung der Arbeitsabläufe mit dem Ziel, mit möglichst wenig Personal in möglichst kurzer Zeit möglichst viel Leistung zu erbringen.

Die Funktionspflege in ihrer reinen Form wird heute in Krankenhäusern, Kliniken und Langzeitpflegeeinrichtungen nicht mehr angewendet. Dennoch wird in vielen Einrichtungen häufiger Funktionspflege ausgeführt als Führungspersonen und Pflegemitarbeiterinnen gemeinhin annehmen.

3.2 Personenorientierte Pflegesysteme

3.2.1 Zimmer-, Bereichs- und Gruppenpflegesystem

Bei der **Zimmerpflege** wird einer Pflegefachperson eine bestimmte Anzahl Zimmer und Bewohnerinnen zugeteilt, für deren Pflege sie während ihrer Schicht verantwortlich ist. Die Zimmerzuteilung erfolgt in der Regel bei Schichtbeginn durch die Stationsleitung. Der Informationsfluss und die Rechenschaftspflicht erfolgt von der Pflegefachperson zur Stationsleitung. Die Zimmerpflege eignet sich z.B. für die Intensivpflege.

Bei der **Bereichs- und Gruppenpflege** wird eine Station nach räumlichen oder pflegerelevanten Kriterien in Bereiche oder Gruppen aufgeteilt. Jedem Bereich/Gruppe wird ein Pflegeteam zugeteilt, welches für eine kleinere Gruppe von Bewohnerinnen zuständig ist (Abbildung 4).

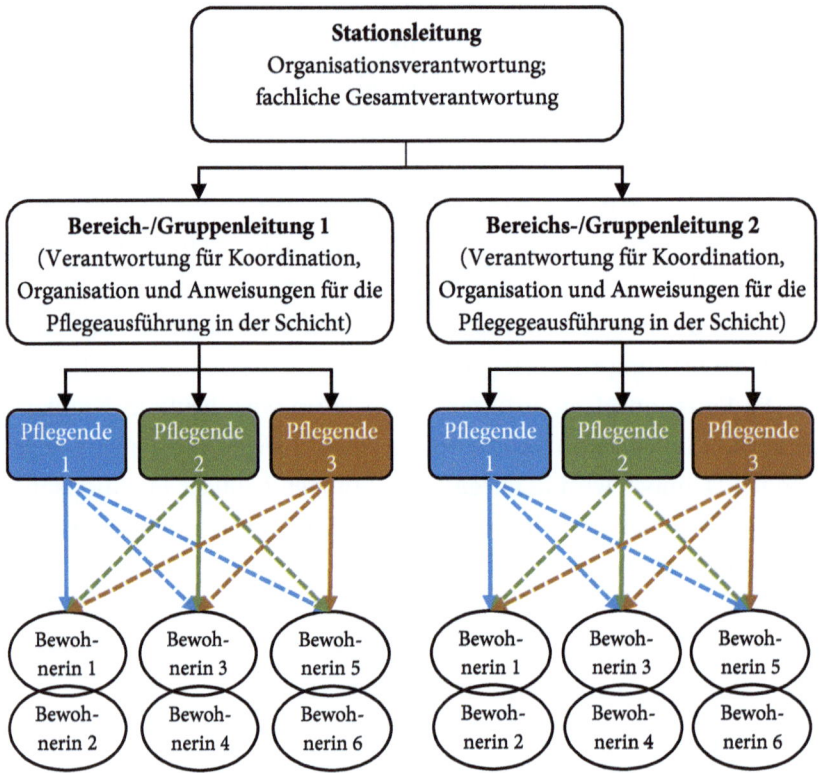

Abbildung 4: Das Bereichs-/Gruppenpflegesystem: die Stationsleitung trägt die Organisations- und die Fachverantwortung. Die Bereichs- oder Gruppenleitung ist zuständig für die Koordination und Organisation der Pflege während der Schicht (Quelle: Thiemes Pflege, 2004; modifiziert).

Jeder Bereich/Gruppe hat eine Gruppenleitung, die dem Pflegeteam vorsteht. Die Gruppenleitung ist verantwortlich für die Organisation des Bereichs/Gruppe, den Einsatz der Pflegemitarbeiterinnen und die

Qualität der Pflege der Bewohnerinnen. Die Stationsleitung ist der Gruppenleitung hierarchisch und fachlich überstellt und trägt die Gesamtverantwortung für die Pflege.

Bei der Bereichs- und Gruppenpflege stehen im Vergleich zu der Funktionspflege weniger die Tätigkeiten als vielmehr die Bewohnerinnen im Mittelpunkt. Damit wird dem Aspekt der Ganzheitlichkeit in der Pflege mehr Rechnung getragen. Die Pflegemitarbeiterinnen tragen als Team die Verantwortung für die durchzuführende Pflege, gewährleisten die Kontinuität in der Pflege, können individuelle Bedürfnisse und Wünsche der Bewohnerinnen besser erfassen und zu den Bewohnerinnen eine Beziehung aufbauen. Die Bereichs- und Gruppenpflege ist in der Regel ein schichtbezogenes Pflegesystem, d.h. die Pflegenden haben während ihrer Schicht die Verantwortung für die Planung und Ausführung der Pflege und geben diese bei Schichtende an die Pflegenden der nächsten Schicht weiter. Damit kann jede Pflegefachperson die Planung der vorhergehenden Schicht ändern, was zu unklaren Zuständigkeiten und zu einer unklaren Rechenschaftspflicht für die Gesamtrichtung der Pflege führen kann. In der Praxis sind bei der Bereichs- und Gruppenpflege unterschiedliche Varianten anzutreffen. Es gibt die Bereichs- und Gruppenpflege:

- **mit schichtbezogener Verantwortung des Pflegeteams**, d.h. alles wird im Pflegeteam der Schicht entschieden, was einen hohen Koordinationsaufwand und Informationsaustausch zur Folge hat.

- **mit schichtbezogener Verantwortung der Pflegefachpersonen**, d.h. den Entscheid fällen immer die zuständigen Pflegefachpersonen der Schicht.

Aufgrund dieser Varianten ist es unerlässlich, dass eine Einrichtung, die mit dem Bereichs-/Gruppenpflegesystem arbeitet, im Detail formuliert, wie die Umsetzung in die Praxis erfolgt. Die Umsetzung der Bereichs- und Gruppenpflege bedingt, dass genügend Pflegefachpersonal zur Verfügung steht. Gerade bei zu wenig Pflegefachpersonal besteht die Gefahr, dass Pflegefachaufgaben auf Pflegefachpersonen aus anderen Bereichen oder Gruppen übertragen werden und letztlich die Pflege wieder nach dem Prinzip der Funktionspflege gestaltet ist.

3.2.2 Primary Nursing

Primary Nursing ist ab Ende der 60-er Jahren in den USA von Marie Manthey entwickelt worden. Beim Pflegesystem Primary Nursing wird jeder Bewohnerin eine Primary Nurse zugeteilt. Diese übernimmt die persönliche Verantwortung für die Bewohnerin vom Eintritt bis zum Austritt und zwar sieben Tage die Woche und 24 Stunden am Tag. Die Primary Nurse steuert den Pflegeprozess. Sie entscheidet, welche Pflege und wie die Pflege durchgeführt wird und sie ist verantwortlich, dass alle Pflegepersonen die notwendigen Informationen erhalten. Ein zentrales Element von Primary Nursing ist, dass die Pflegedurchführende gleichzeitig auch die Pflegeplanende ist (Abbildung 5). Primary Nursing ist durch 4 Kernelemente gekennzeichnet (Deutsches Netzwerk Primary Nursing, 2016; Mann, 2010):

- **Verantwortung:** die Verantwortung für die Pflege der Bewohnerin ist umfassend an eine Primary Nurse übertragen. Die Primary Nurse ist verantwortlich für die Planung, Entscheidung, Durchführung und Kontrolle der Pflege der ihr anvertrauten Bewohnerinnen.

- **Kontinuität:** alle organisatorischen Rahmenbedingungen orientieren sich an den Bedürfnissen der Bewohnerinnen (z.B. Dienstplanung).

- **direkte Kommunikation:** die Primary Nuse übernimmt die Absprache und Koordination der Pflege ihrer Bewohnerinnen mit allen Beteiligten (andere Pflegepersonen im Team, Ärzte, Therapeuten usw.).

- **Pflegeplanende ist Pflegedurchführende:** die Primary Nurse arbeitet direkt mit der Bewohnerin (Pflege und Behandlung) und ist damit in direktem Kontakt mit ihr. Aufgaben, die nicht unmittelbar mit der Pflege der Bewohnerin zu tun haben, kann die Primary Nurse an andere delegieren (z.B. Assistant Nurse).

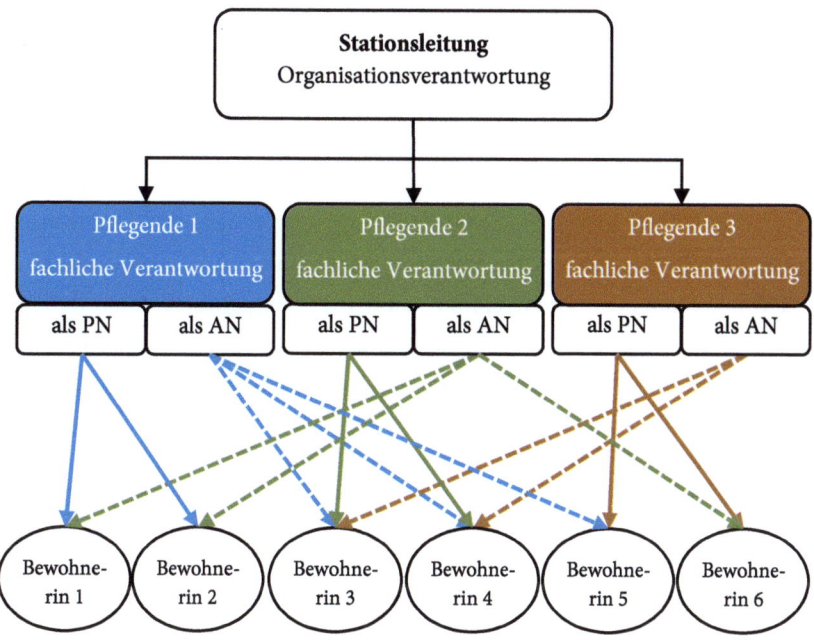

Abbildung 5:   Das Pflegesystem Primary Nursing: die Primary Nurse (PN) hat die vollständige Verantwortung für die ihr zugeteilten Bewohnerinnen. Jeder Primary Nurse sind zwei Associate Nurse (AN) zugeteilt (Quelle: Thiemes Pflege, 2004; modifiziert).

Jeder Primary Nurse sind zwei Associate Nurse zugeordnet. Die Associate Nurse hat in Abwesenheit der Primary Nurse die Verantwortung für die Ausführung der Pflege der Bewohnerinnen gemäss dem vorgegebenen Pflegeplan. Die Assistant Nurses übernehmen die Durch-führung der Grundpflege und hauswirtschaftlicher Tätigkeiten. Sie geben ihre Beobachtungen direkt an die Primary Nurse weiter.

Beim Pflegesystem Primary Nursing sind eindeutige Zuständigkeits- und Verantwortungsbereiche festgelegt und die Aufgaben sind klar definiert und verteilt. Primary Nursing regelt auch die Frage der Stell-vertretung und macht damit Aussagen zu der Personal- und Dienst-plangestaltung. Primary Nursing verlangt vom Pflegepersonal besonde-re Fähigkeiten und Fertigkeiten (fachlich, kommunikativ, Teamfähig-keit, Fähigkeit eigene Entscheidungen zu treffen und zu verantworten usw.). Beim Pflegesystem Primary Nursing ist die Aufgabe der Stations-leitung das Organisieren des Stationsablaufs und das Führen und Leiten des Pflegeteams. Sie stellt sicher, dass die Pflegemitarbeiterinnen die Fähigkeiten haben, die delegierte Verantwortung zu übernehmen. Sie ist die Fachberaterin und Ansprechpartnerin für ihre Mitarbeiterinnen bei Fragen aus der Pflegepraxis. Die Stationsleitung arbeitet nicht als Primary Nurse, kann aber die Funktion einer Associate Nurse über-nehmen.

3.2.3   Bezugspflege

In der Literatur werden Bezugspflege und Primary Nursing manchmal als identische Pflegesysteme betrachtet. Bezugspflege ist demnach die deutsche Übersetzung für Primary Nursing. Andere Auto-ren betrachten Bezugspflege und Primary Nursing zwar als ähnliche, aber dennoch unterschiedliche Pflegesysteme. Im Vergleich zum Pri-mary Nursing betont die Bezugspflege stärker den Beziehungsaspekt, weswegen ich sie als zwei unterschiedliche Pflegesysteme betrachte. Bezugspflege wird durch drei Elemente charakterisiert (Needham et al., 2002):

-   erstens hat jede Bewohnerin vom Eintritt bis zum Austritt eine Be-zugspflegeperson, die sie namentlich kennt.

- zweitens hat die Bezugspflegeperson die Verantwortung für den gesamten Pflegeverlauf (Pflegeprozess).

- drittens nimmt die Bezugspflegeperson mit «ihrer» Bewohnerin eine professionelle pflegerische Beziehung auf. Im Gegensatz zu Primary Nursing ist die Bezugspflegeperson als Pflegeplanende nicht zwingend auch die Pflegedurchführende. Die Bezugspflegeperson ist gegenüber den anderen Pflegenden hinsichtlich der Pflege der ihr zugeteilten Bewohnerinnen weisungsbefugt (Abbildung 6).

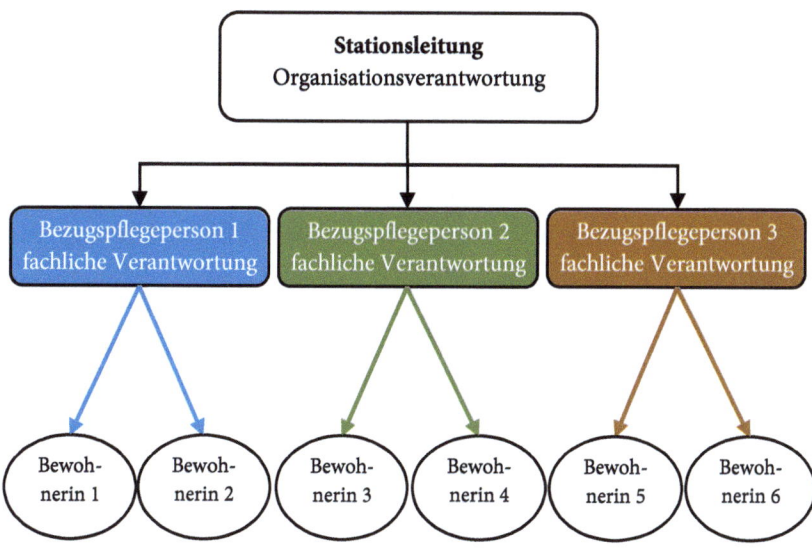

Abbildung 6:   Das Bezugspflegesystem: die Bezugspflegeperson hat die vollständige Verantwortung für die ihr zugeteilten Bewohnerinnen (Quelle: eigene Abbildung).

Needham und Abderhalden (2002) haben Ende der 1990-er Jahre Pionierarbeit geleistet, indem sie in einer breit angelegten Studie in Psychiatrischen Kliniken der Schweiz den Begriff «Bezugspersonenpflege» definierten. Als Resultat ergab sich ein Set an Empfehlungen und Qualitätsnormen. Interessant ist, dass von Needham und Abderhalden die Empfehlung ausgesprochen wurde, für Bezugspflegepersonen in der Praxis ein Anleitungs- und Ausbildungsprogramm zu institutionalisieren.

Seit 2002 arbeitet die Arbeitsgruppe IzEP (Instrument zur Erfassung von Pflegesystemen) an der Entwicklung und Anwendung eines Instruments zur Evaluation von Pflegesystemen in Betrieben, insbesondere von Primary Nursing/Bezugspflege (Dobrin Schippers, 2015). Die Evaluation erfolgt mittels Fragebögen, mit deren Hilfe verschiedene Merkmale des Pflegesystems sowie der Rahmenbedingungen und Ressourcen erfasst werden, die einen direkten Einfluss auf das Pflegesystem haben. Die Auswertung ergibt einen Score auf einer Skala von 0 bis 100. Ein Score von 0 bedeutet kein erkennbares Pflegesystem, ein Score von 10 - 40 bedeutet Funktionspflege, ein Score von 40 – 75 Bereichs- oder Gruppenpflege und ein Score ab 75 bedeutet Primary Nursing oder Bezugspflege.

Nach der Beschreibung der einzelnen Pflegesysteme werde ich mich im folgenden Kapitel mit den Grenzen der Umsetzbarkeit personenorientierter Pflegesysteme auseinandersetzen.

4   Grenzen personenorientierter Pflegesysteme

Zusammenfassung Kapitel 4
Personenorientierte Pflegesysteme stossen hinsichtlich ihrer praktischen
Umsetzbarkeit und Wirksamkeit an ihre Grenzen. Die Abläufe und die
Aufgabenteilungen, die sich in einem personenorientierten Pflegesystem
widerspiegeln müssen, sind einem steten Wandel unterworfen. Verant-
wortlich dafür sind Strukturveränderungen in der Pflege und die zuneh-
mende multiprofessionelle, interdisziplinäre und intersektorale Versor-
gung. Bedingt durch diese Veränderungen stellt eine konsequente Umset-
zung personenorientierter Pflegesysteme Einrichtungen vor hohe organi-
satorische Anforderungen. Personenorientierte Pflegesysteme im Sinne
von Primary Nursing und Bezugspflege sind daher keine zukunftsträchti-
gen Pflegesysteme mehr. In diesem Kapitel werden die Grenzen der Um-
setzung personenorientierter Pflegesysteme aufgezeigt, wobei sich die
Ausführungen schwerpunktmässig auf Langzeitpflegeeinrichtungen be-
ziehen.

Die wirksame Umsetzung personenorientierter Pflegesysteme im
Sinne der Verantwortungsübernahme für die Pflege, der Kontinuität in
der Pflege und der Gestaltung einer professionellen pflegerischen Beziehung zu den Bewohnerinnen ist vom funktionierenden Zusammen-
spiel verschiedener Faktoren abhängig:

- der Qualifizierung und den Fähigkeiten der Pflegefachpersonen.
- der Stellenplanberechnung.
- dem Stellenpensum und Anwesenheitspensum der Pflegemitarbeiterinnen.
- dem Caseload (Bezugspersonenspanne).

- der Dienstplanung.
- dem Skill-Grade-Mix.

Diese Faktoren bergen verschiedene Risiken in sich, welche eine systematische und konsequente Umsetzung eines personenorientierten Pflegesystems erschweren können.

4.1 Risikofaktoren für die Umsetzung

4.1.1 Qualifizierung und Fähigkeiten der Pflegefachpersonen

In der Pflege nimmt die Pflegeintensität und die Pflegekomplexität zu und die Anforderungen an das Pflegefachpersonal steigen. Pflegefachpersonen müssen:

- über ein vertieftes Pflegewissen verfügen und ihr Pflegewissen immer wieder aktualisieren (Fachkompetenz).
- den Pflegeprozess so steuern, dass sie mit der Pflege das gewünschte bzw. vereinbarte Ziel erreichen.
- Leistungen koordinieren und vernetzen (Schnittstellenmanagement zu Ärzten, Therapeuten usw.).
- Schlüsselkompetenzen in den Bereichen Kommunikation und Beziehungsgestaltung aufweisen (Sozialkompetenz).
- die Fähigkeit und Bereitschaft haben, Verantwortung zu tragen.

Pflegefachpersonen haben Planungs-, Entscheidungs-, Durchführungs-, Kommunikations-, Delegations- und Kontrollverantwortung. Die Praxis zeigt, dass das Ausbildungsniveau (Grade) nicht garantiert, dass Pflegefachpersonen die Aufgaben als Primary Nurse oder Bezugspflegeperson ausüben können. Pflegefachpersonen sind sich ihrer Rolle als Steuerungspersonen zu wenig bewusst, sie besitzen häufig zu wenig

Durchsetzungsvermögen für die Erfüllung ihrer Aufgaben und neigen immer noch zu einer Arbeitskultur von «Alle machen alles» (Ludwig et al., 2009).

Obwohl die Anforderungen an Pflegefachpersonen als Primary Nurse oder als Bezugspflegeperson sehr hoch sind, wird diesem Aspekt bei der Rekrutierung von Pflegefachpersonen zu wenig Aufmerksamkeit geschenkt. In der Regel gehen sowohl Bewerberinnen als auch Führungspersonen davon aus, dass Ausbildung und Berufserfahrung Garant genug sind, diesen Anforderungen gerecht zu werden. Gerade in Langzeitpflegeeinrichtungen wird oft nicht ein systematisches Anleitungs-, Ausbildungs- und Weiterbildungsprogramm für «Bezugspflegepersonen» angeboten. Die Bezugspflegenden können dadurch in eine Überforderung geraten, was sich unmittelbar auf die Pflegequalität auswirkt. Oft scheitert eine wirksame Umsetzung von Primary Nursing oder Bezugspflege daran, dass nicht alle Pflegefachpersonen in einem Pflegeteam gleichermassen befähigt sind:

- den Pflegeprozess in Eigenverantwortung zu steuern.

- Interaktionen und Kausalzusammenhänge von Problemen der Bewohnerinnen analytisch zu erfassen.

- Pflegeziele von Pflegemassnahmen zu unterscheiden.

- die von den Bewohnerinnen benötigten Leistungen zu koordinieren und zu vernetzen.

- und damit die vollumfängliche Verantwortung für die Pflege der zugeteilten Bewohnerinnen zu übernehmen.

Einer regelmässigen Anleitung, Weiterbildung und einem Coaching der Pflegefachpersonen in ihrer Rolle als Bezugspflegeperson, in der Pflegeprozesssteuerung, in der Kommunikation und in der Beziehungsgestaltung wird zu wenig Bedeutung beigemessen.

Fazit 1: Der „Grade" von Pflegefachpersonen ist kein Garant für die wirksame Umsetzung personenorientierter Pflegesysteme. Im Gegenteil, die Umsetzung personenorienter Pflegesysteme ist in hohem Masse von den Fähigkeiten der einzelnen Pflegefachpersonen abhängig. Das ist ein Umsetzungsrisiko.

4.1.2 Stellenplanberechnung

Um ein personenorientiertes Pflegesystem umzusetzen, wird genügend Pflegefachpersonal benötigt. Grundsätzlich gilt, dass je personenorientierter ein Pflegesystem ist, umso höher muss die Anzahl an Pflegefachpersonen in einem Team sein. Die Stellenplanberechnung legt fest, wieviele Pflegende und von welcher Qualifikation für eine bestimmte Anzahl Bewohnerinnen zur Verfügung steht. Wie die Praxis zeigt, hat das angewandte Pflegesystem in einer Langzeitpflegeeinrichtung keinen Einfluss auf die Stellenplanberechnung und somit auf den Personalbestand.

In der Schweiz ist die Grundlage für die Stellenplanberechnung die Pflegeleistungserfassung mit standardisierten Einstufungssystemen (RAI-RUG, BESA oder Plaisir). Aus der Pflegeleistungserfassung ergibt sich der durchschnittliche Pflegeminutenaufwand pro Bewohnerin. Aus dem Pflegeminutenaufwand aller Bewohnerinnen einer Station wird der Gesamtstellenplan berechnet. In der Schweiz erlässt jeder Kanton als politische Instanz Vorgaben, wie der ermittelte Gesamtstellenplan in diplomiertes Pflegefachpersonal (Tertiärstufe), Pflegefachpersonal (Sekundärstufe) und Pflegehilfspersonal aufzuteilen ist. Aus Sicht der Kantone handelt es sich bei diesen Vorgaben zur Stellenplanberechnung und Stellenplanaufteilung um personelle Mindestvorgaben. Mit diesen Vorgaben legen die politischen Instanzen also die «Grades» fest, die Langzeitpflegeeinrichtungen einzuhalten haben, äussern sich aber nicht zu den Skills der Pflegemitarbeiterinnen. In Deutschland gilt das Pflegestärkungsgesetz II und III. Es werden bei der Pflegebedürftigkeit fünf Pflegegrade unterschieden. Die Einstufung in einen Pflegegrad erfolgt über eine Bewertung der Selbständigkeit der Pflegebedürftigen in sechs Bereichen (Mobilität, kognitive und kommunikative Fähigkeiten, Verhaltensweisen und psychische Problemlagen, Selbstversorgung, Umgang mit krankheits-/therapiebedingten Anforderungen, Gestaltung des Alltagslebens und Kontakte). Die Einteilung in den Pflegegrad wird von einem unabhängigen Prüfer seitens der Krankenkasse durchgeführt. Die daraus folgende Stellenplanberechnung ist vom jeweiligen Bundesland abhängig, welches das Verhältnis von Pflegekraft zu Anzahl Bewohnerinnen pro Pflegegrad festlegt (Patient to Nurse – Ratio). Die Festlegung des Pflegebedarfs in Österreich ist vergleichbar mit dem Vorgehen in Deutschland. Die Stellenplanberechnung ist von Bundesland zu Bundesland unterschiedlich und erfolgt nach dem Patient to Nurse – Ratio. In allen drei Ländern ist die Einstufung der Bewohnerinnen verbunden mit einem bestimmten Geldbetrag, den die Einrichtung pro Bewohnerin und Tag (Monat) für die pflegerischen Leistungen und somit zur Deckung der Pflegekosten (Personalaufwand, Sachaufwand) erhalten.

Es ist offensichtlich, dass die Wahl und die Umsetzung eines bestimmten Pflegesystems in einer Langzeitpflegeeinrichtung keinen Zusammenhang aufweist zur Stellenplanberechnung. Langzeitpflegeeinrichtungen, die Bezugspflege oder Primary Nursing als Pflegesystem umsetzen, erhalten keine zusätzlichen Personalressourcen zugesprochen und finanziert. Es bleibt den einzelnen Einrichtungen bzw. deren Trägerschaften überlassen, ob sie es aufgrund «ihres» gewählten Pflegesystems als notwendig erachten, mehr Pflege(fach)personal einzustellen. Hinzu kommt, dass in Langzeitpflegeeinrichtungen das System der Pflegestufeneinteilung suggeriert, dass Bewohnerinnen in niedrigeren Pflegestufen weniger «Bezugspersonenzeit» benötigen als Bewohnerinnen in höheren Pflegestufen. Die Tatsache, dass Bewohnerinnen in höheren Pflegestufen mehr Pflegeminuten pro Tag zugesprochen erhalten, heisst im Umkehrschluss nicht, dass Bewohnerinnen in tieferen Pflegestufen weniger «Bezugspersonenzeit» beanspruchen. Die Sachlage, dass das Pflegesystem einen Einfluss auf die qualitative Umsetzung des institutionell „gewählten" Pflegemodells hat, wird in der heutigen Form der Stellenplanberechnung nicht bedacht.

Fazit 2: Die Wahl des Pflegesystems wird bei der Stellenplanberechnung nicht berücksichtigt und hat somit keinen Einfluss auf den Personlabestand.

4.1.3 Stellenpensum vs Anwesenheitspensum

Welches Stellenpensum muss eine Pflegefachperson im Minimum arbeiten bzw. wieviele Tage muss sie in einer Arbeitswoche auf der Station anwesend sein, damit sie die Funktion einer Primary Nurse oder Bezugspflegeperson übernehmen kann?

Ausgehend vom Stellenpensum kann das wöchentliche Anwesenheitspensum berechnet werden. Basis für die Berechnung ist die 7-Tage-Woche (Tabelle 1). Eine Pflegefachperson mit einem 100% Arbeitspensum ist aus Sicht der Bewohnerinnen pro Woche (7 Tage) zu 71% auf der Station anwesend. Bei einer Pflegenden mit einem 50% Arbeitspensum sinkt die wöchentliche Anwesenheit bereits auf 35%.

Anstellungspensum	Anwesenheitspensum pro Woche (berechnet auf eine 7-Tage-Woche)
100%	71.4%
80%	57.1%
70%	50.0%
60%	42.8%
50%	35.7%

Tabelle 1: Das Anstellungspensum im Vergleich zum Anwesenheitspensum während einer Woche (7 Tage) (Quelle: eigene Tabelle).

Wenn wir davon ausgehen, dass eine Primary Nurse oder eine Bezugspflegeperson zur Erfüllung ihrer Aufgaben pro Woche mindestens 50% auf der Station anwesend sein sollte, muss ihr Anstellungspensum mindestens 70% betragen. Damit wird die Anstellung von teilzeitarbeitenden Pflegefachpersonen unter einem Pensum von 70% verunmöglicht. Dies widerspricht in Zeiten der Personalknappheit der Notwendigkeit, Pflegefachpersonen mit tieferen Teilzeitpensen anzustellen. In der Praxis kann dieses Dilemma gelöst werden, indem zwei Pflegefachmitarbeiterinnen mit tiefen Pensen «gemeinsam» eine bestimmte Anzahl von Bewohnerinnen als Primary Nurse oder Bezugspflegeperson betreuen. Diese Lösung hat Auswirkungen auf die Dienstplanung (siehe dazu den Abschnitt «Dienstplanung»), da diese beiden Mitarbeiterinnen nie gleichzeitig arbeiten dürfen. Eine andere Lösung ist, dass teilzeitarbeitende Pflegefachpersonen als Primary Nurse oder Bezugspflegeperson weniger Bewohnerinnen betreuen und begleiten. Aus Sicht der Bewohnerinnen ist mit dieser Lösung aber die Kontinuität in der Pflege und die Beziehungsgestaltung nicht wirklich gewährleistet. Eine dritte Lösung könnte darin bestehen, dass teilzeitarbeitende Pflegefachpersonen pro Arbeitstag weniger Stunden arbeiten und dafür pro Woche mehr Arbeitstage auf der Station anwesend sind (z.B. anstelle von 3 Tagen à 8.4 Stunden eine Anwesenheit von 5 Tagen à 5.04 Stunden). Mit dieser Lösung werden sich mit Sicherheit Probleme bei der Abdeckung der Tagesschichten ergeben. Auf der anderen Seite sind teilzeitarbeitende Pflegefachpersonen in der Regel nicht gewillt, kürzere Tagesschichten und mehr Arbeitstage pro Woche zu arbeiten, da dies oft mit ihren privaten Lebensumständen nicht vereinbar ist. Zudem reduziert sich mit dieser Lösung die Flexibilität in der Dienstplanung für das ganze Team.

Fazit 3: Die Anwesenheitsberechnung zeigt, dass aus Sicht der Bewohnerinnen eine wirksame Umsetzung des Pflegesystems Primary Nursing oder Bezugspflege nur gegeben ist, wenn die Pflegefachpersonen mit einem hohen Anstellungspensum arbeiten. Dies widerspricht in Zeiten der zunehmenden Personalknappheit einer modernen Anstellungspolitik.

4.1.4 Dienstplanung

Bei personenorientierten Pflegesystemen muss die Dienstplanung so gestaltet sein, dass die Primary Nurse oder die Bezugspflegeperson regelmässig auf der Station arbeitet. Dies ist bei Pflegefachpersonen mit hohen Anstellungspensen (80 – 100%) umsetzbar. Bei Pflegefachpersonen mit tieferen Anstellungspensen ist eine regelmässige Anwesenheit auf der Station schwierig umzusetzen, wie wir im vorherigen Kapitel gesehen haben.

Das Deutsche Netzwerk Primary Nursing (2010) hat für die Dienstplangestaltung im Pflegesystem Primary Nursing Empfehlungen herausgegeben. Das Primary Nursing hat ein System von klar definierten Vertretungen, die bei der Dienstplanung berücksichtigt werden müssen, was an die Dienstplanung sehr hohe Anforderungen stellt. Nach dem Deutschen Netzwerk Primary Nursing können Teilzeitmitarbeiterinnen nur dann als Primary Nurse arbeiten, wenn flexible Arbeitszeiten eingeführt werden, damit sie als Primary Nurse in Zeiten anwesend sind, in denen der Ablauf der Kernprozesse bei den Bewohnerinnen erfolgt. Ob jedoch flexible Arbeitszeiten bei der heute eher knappen Personalabdeckung umsetzbar sind, sei in Frage gestellt. Für die Bezugspflege haben Needham und Abderhalden (2002) Standards herausgearbeitet. Unter anderem empfehlen sie bei der täglichen Arbeitsplanung und Arbeitsverteilung die Bezugspflege zu berücksichtigen bzw. die Aufgaben der Bezugspersonen möglichst weitgehend nach deren dienstlicher Anwesenheit auszurichten. So sollen beispielsweise wichtige Termine auf einen Zeitpunkt geplant oder verlegt werden, an dem die Bezugspersonen im Dienst sind. Auch hier zeigen sich die hohen Anforderungen, die die Bezugspflege an die Dienstplanung stellt. In der Praxis sind diese Anforderungen an die Dienstplanung kaum einzuhalten. Im Gegenteil, die hohen Anforderungen werden durch Faktoren wie beispielsweise Mitarbeiterinnenausfälle oder nicht besetzte Stellen noch zusätzlich verschärft. Primary Nursing und Bezugspflege verlangen für solche Situationen nach derart gestalteten Lösungen, dass die Dienstplanung nicht geändert werden muss. Dies ist möglich durch einen Aushilfspool, einen Springerpool oder einen internen Pikettdienst. Mit der zunehmenden Ökonomisierung der Pflege sind diese Lösungen in der Regel nicht mehr finanzierbar.

Fazit 4: Eine konsequente Umsetzung personenorientierter Pflegesysteme setzt sehr hohe Anforderungen an die Dienstplanung. Diese Anforderungen werden bei der Dienstplanung selten berücksichtigt. Dienstplanungen werden von Vorgesetzten in den wenigsten Fällen unter dem Aspekt des angewandten Pflegesystems gemacht. Bei häufigen Mitarbeiterinnenausfällen oder bei nicht besetzten Stellen kann eine wirksame Bezugspflege in der Regel nicht mehr aufrechterhalten werden.

4.1.5 Caseload (Bezugspersonenspanne)

Wiewiele Bewohnerinnen kann eine Primary Nurse oder eine Bezugspflegeperson betreuen und begleiten? Zur dieser Frage gibt es kaum verlässliche Literaturangaben. Schulz und Krause (2003) verweisen auf einen Caseload von 3 – 8 Bewohnerinnen, geben aber an, dass ein Caseload von mehr als 4 Bewohnerinnen als wenig effizient gelten muss. Ihre Angaben beziehen sich allerdings auf psychiatrische Einrichtungen. Ein Caseload von 4 Bewohnerinnen (bei einem 100% Pensum) in einer Langzeitpflegeeinrichtung erscheint als vernünftig. Es muss aber berücksichtigt werden, dass jede Primary Nurse oder Bezugspflegeperson zusätzlich Stellvertretungen übernimmt. Damit kann der tägliche Caseload rasch auf 6 - 8 Bewohnerinnen ansteigen. Der Caseload ist abhängig:

- von der Stellenplanberechnung, d.h. der Gesamtzahl der bewilligten Pflegefachpersonalstellen auf einer Station.
- von der Aufteilung der bewilligten Stellen in Fachpersonen, die die Funktion einer Primary Nurse oder einer Bezugspflegeperson übernehmen und Fachpersonen, welche diese Funktion nicht übernehmen können.
- von der Anzahl der Pflegefachpersonen und deren Stellenpensen (z.B. 5 Stellen à 100% oder 10 Stellen à 50%).

Je nach Stellenplan, Stellenplanaufteilung, Anzahl Pflegefachmitarbeiterinnen und Anstellungspensen kann auf einer Station mit beispielsweise 25 Bewohnerinnen der Caseload für eine Pflegefachperson mit einem 100% Pensum zwischen 4 und 7 Bewohnerinnen schwanken. Eine vertiefte und flächendeckende Diskussion zum Thema des Caseloads in Langzeitpflegeeinrichtungen ist bisher noch nicht spürbar.

Fazit 5: Die Frage des Caseload findet bei der Umsetzung personenorientierter Pflegesysteme keine Berücksichtigung.

4.1.6 Skill-Grade-Mix

Grade-Mix bedeutet die richtige Durchmischung von Pflegeteams mit Pflegenden unterschiedlicher Bildungsabschlüsse. Skill-Mix heisst die passende Teamzusammensetzung in Bezug auf individuelle Fähigkeiten, Berufs- und Lebenserfahrung. Skill-Grade-Mix-Projekte werden durchgeführt, um die Aufgaben einer Station „richtig" auf die Pflegenden gemäss ihrem Qualifikationsniveau zu verteilen. Es soll also vermieden werden, dass Aufgaben von Pflegenden verrichtet werden, die dafür nicht genügend qualifiziert oder überqualifiziert sind.

Grade-Mix-Projekte können aus unterschiedlichen Gründen durchgeführt werden (Buchan et al., 2000). In der Schweiz sind Skill-Grade-Mix-Projekte vor allem als Folge neu geschaffener Berufe im Gesundheitswesen entstanden (Fachfrau Gesundheit, Assistentin für Gesundheit und Soziales) und der damit verbundenen Frage nach der Arbeits- und Aufgabenteilung. Der optimale Mix einer Pflegeteamzusammensetzung ist abhängig vom Dienstleistungsangebot und vom individuellen Kontext einer Einrichtung (Pflüger, 2013). Die vorliegende Literatur zum Skill- und Grade-Mix zeigt, dass Einrichtungen ihren Fokus stärker auf den Grade-Mix als den Skill-Mix legen. Dies wird (zumindest in der Schweiz) auch gestützt durch die politischen Vorgaben zur Stellenplanaufteilung. Das ist insofern bedauerlich, da gerade im Langzeitpflegebereich die Skills der Pflegenden in der Pflege, Betreuung und Beziehungsgestaltung eine wesentliche Rolle spielen.

Skill-Grade-Mix-Projekte haben eine Änderung der Organisation zur Folge. Kompetenzen und Zuständigkeiten werden neu verteilt und jede Pflegemitarbeiterin erhält gemäss ihrem „Grade" diejenigen Aufgaben übertragen, für die sie qualifiziert ist. Damit verändert sich die Zusammenarbeit zwischen den verschiedenen Berufsgruppen im Pflegeteam, die interne Zusammenarbeit mit anderen Geschäftsbereichen (z.B. Hausdienst, Gastronomie usw.) und die Zusammenarbeit mit externen Leistungserbringern. Für diese Art der Aufgabenteilung und Zusammenarbeit sind personenorientierte Pflegesysteme wie Primary Nursing und Bezugspflege nicht die geeigneten Pflegesysteme, da die «Bezugsperson» nicht mehr die Gesamtverantwortung für ihre Bewohnerinnen übernehmen (kann/muss/darf).

Fazit 6: Langzeitpflegeeinrichtungen, die ein Skill-Grade-Mix-Projekt durchführen, müssen sich überlegen, welches Pflegesystem für die neue Aufgabenteilung das Geeignete ist.

4.1.7 Zusammenfassung

Die Umsetzung personenorientierter Pflegesysteme und im Besonderen von Bezugspflege und Primary Nursing stellen hohe organisatorische Anforderungen an den Betrieb und hohe fachliche Anforderungen an die Pflegefachpersonen, die im Praxisalltag oft nicht mehr oder nur teilweise erfüllbar sind. Personenorientierte Pflegesysteme setzen voraus:

- hoch qualifizierte Pflegefachpersonen (Grade und Skills).
- Pflegefachpersonen mit hohen Anstellungspensen und damit hoher Anwesenheit pro Woche.
- Personalrekrutierungsprozesse, die die Befähigung der Pflegefachpersonen als Primary Nurse oder Bezugspflegeperson evaluieren.
- Anleitung, Ausbildung und regelmässige Weiterbildung von Pflegefachpersonen in ihrer Funktion als Primary Nurse oder Bezugspflegeperson.
- eine Dienstplanung und Arbeitszeitenplanung, die sich ausschliesslich an den Bedürfnissen der Bewohnerinnen ausrichtet.
- einen genügend hohen Stellenplan, damit der Caseload in einem verträglichen Rahmen bleibt.
- Aushilfspools für Mitarbeiterinnenausfälle und unbesetzte Stellen, damit das Pflegesystem auch bei knapper Personaldecke mehr als nur aufrechterhalten werden kann.
- Stationsleitungen, die befähigt sind, ihre Mitarbeiterinnen nicht nur zu führen, sondern auch in Praxisfragen zu coachen und zu beraten.

Eigene Erfahrungen aus der Praxis und Gespräche mit Führungspersonen aus dem Pflegebereich zeigen, dass die Erfüllung der oben genannten Voraussetzungen schwierig ist. Zwar werden in Langzeitpflegeeinrichtungen personenorientierte Pflegesysteme (Primary Nursing, Bezugspflege) propagiert, können aber oft nicht wirklich gelebt werden. Es gilt deshalb nach einem Pflegesystem zu suchen, das den veränderten Strukturbedingungen gerecht wird, das die Probleme und Herausforderungen der heutigen Pflegesysteme entschärft, einem optimierten Skill-Grade-Mix und dem Leitbild einer ganzheitlichen Pflege gerecht wird. Das Fallpflegesystem kann hier ein sinnvoller Lösungsansatz sein. Nachfolgend werden die Grundzüge des Case Management-Ansatzes dargestellt, da das Fallpflegesystem auf diesen Prinzipien beruht.

5   Case Management

Zusammenfassung Kapitel 5
Case Management ist ein «neuer» Versorgungsansatz, der bei Patientin-
nen mit komplexen Erkrankungen und Problemlagen Anwendung findet.
Case Management wird vor allem in Krankenhäusern, spezialisierten
Kliniken und ambulanten Pflegediensten als Handlungskonzept einge-
setzt, wird aber nicht als Pflegesystem betrachtet und genutzt. Im folgen-
den Kapitel werden die Grundzüge des Case Managements beschrieben.

5.1   Die Entwicklung des Case Managements

Case Management ist kein neues Konzept. Die Anfänge von Case
Management sind Anfang des 20. Jahrhunderts in den USA in der Pflege und in der Sozialarbeit zu finden. Bis Mitte der 1950-er Jahre ging es
beim Case Management darum, allen Bevölkerungsschichten den Zugang zu Gesundheitsleistungen zu ermöglichen. Nach dem zweiten
Weltkrieg gewann Case Management Bedeutung in der Behandlung
von Kriegsversehrten. (1) In den 70-er Jahren des 20. Jahrhunderts
verlagerte sich der Schwerpunkt des Case Managements in den USA
aus ökonomischen Gründen zunehmend in Richtung einer effiziente-
ren Leistungserbringung. Das Ziel war, Patientinnen gezielt den «richtigen» Behandlungsleistungen zuzuführen. Ab den 80-er Jahren des
letzten Jahrhunderts wurde Case Management, das bisher vorwiegend
auf «Community-Ebene» Anwendung fand, in stationären Einrichtungen der Gesundheitsversorgung eingesetzt. Ab den 1990-er Jahren fand
Case Management seinen Weg nach Europa und wird seitdem in unter-
schiedlichsten Bereichen eingesetzt z.B. in der Gesundheitsversorgung,
im Versicherungswesen, bei Krankenkassen oder in Unternehmen.

5.2 Definition und Merkmale von Case Management

Die amerikanische Gesellschaft für Case Management (CSMA) definiert Case Management als einen kooperativen Prozess zur Beurteilung und Planung von Gesundheitsleistungen für eine Person, um Ergebnisse zu erreichen, die qualitativ hochwertig und kosteneffizient sind. (2)

Die American Case Management Association (ACMA) definiert Case Management als ein Handlungsmodell, welches die Versorgung eines Patienten durch eine wirksame Ressourcensteuerung erleichtert. Bezogen auf den Patienten sind die Ziele des Case Managements eine optimale Gesundheit, Zugang zu gesundheitlichen Versorgungsleistungen und die Nutzung der Patientenressourcen unter Berücksichtigung seines Selbstbestimmungsrechts. (3)

Die deutsche Gesellschaft für Care und Case Management definiert:

„*Case Management ist eine Verfahrensweise in Humandiensten und ihrer Organisation zu dem Zweck, bedarfsentsprechend im Einzelfall eine nötige Unterstützung, Behandlung, Begleitung, Förderung und Versorgung von Menschen angemessen zu bewerkstelligen. Der Handlungsansatz ist zugleich ein Programm, nach dem Leistungsprozesse in einem System der Versorgung und in einzelnen Bereichen des Sozial- und Gesundheitswesens effektiv und effizient gesteuert werden können.*" (Zitat: DGCC) (4)

Das Netzwerk Case Management Schweiz (2014) definiert:

«*Case Management ist ein Handlungskonzept zur strukturierten und koordinierten Gestaltung von Unterstützungs- und Beratungsprozessen im Sozial-, Gesundheits- und Versicherungsbereich. In einem systematisch geführten, kooperativen Prozess werden Menschen in komplexen Problemlagen ressourcen- und lösungsorientiert unterstützt und auf den individuellen Bedarf abgestimmte Dienstleistungen erbracht. Die Errei-*

chung gemeinsam vereinbarter Ziele wird angestrebt. Case Management will Grenzen von Organisationen und Professionen überwinden und eine organisationsübergreifende Steuerung des Unterstützungsprozesses gewährleisten. Dazu werden Netzwerke initiiert und gepflegt. Case Management respektiert die Autonomie der Klientinnen und Klienten, berücksichtigt die Anforderungen des Datenschutzes und nutzt und schont die Ressourcen im Klient- sowie im Unterstützungssystem. Die bedarfsbezogene Weiterentwicklung des Versorgungsangebotes wird gefördert.» (Zitat: Netzwerk Case Management Schweiz) (5).

Case Management ist demnach durch folgende Merkmale charakterisiert:

- **Handlungskonzept / Verfahrensweise**
  Case Management ist eine strukturierte Vorgehensweise, die bestimmten und definierten Schritten folgt.

- **Einzelfallorientierung**
  Case Management bezieht sich immer auf eine einzelne Patientin, ihre komplexe Problemlage und ihren persönlichen Versorgungsbedarf. Damit arbeitet Case Management einzelfallorientiert und ganzheitlich.

- **komplexe Problemlage**
  Das Problem der Patientin kann durch eine «Standardversorgung» nicht gelöst werden. Komplexe Problemlage heisst, dass das Problem mehrere Lebensbereiche der Patientin betrifft.

- **multiprofessionelle, interdisziplinäre und intersektorale Versorgung**
  Für die erfolgreiche Behandlung der Patientin sind unterschiedliche Behandlungsmethoden und Leistungserbringer einzubeziehen.

- **Ressourcen- und Lösungsorientierung**
  Die Behandlungsangebote orientieren sich an den Fähigkeiten der Patientin, die für den Behandlungsprozess mitgenutzt werden.

- **Mitverantwortung und Selbstbestimmung**

  Die Patientin ist im Case Management-Prozess beteiligt und mitverantwortlich. Ziele werden gemeinsam erarbeitet und richten sich nach dem individuellen Bedarf der Patientin.

- **Langfristige und sektorübergreifende Begleitung**

  Case Management erfolgt über die ganze Behandlungsdauer und über alle Versorgungssektoren hinweg. Die Case Managerin übernimmt die Fall- und Steuerungsverantwortung.

- **Effektivität und Effizienz**

  Behandlungen und Leistungen werden so gewählt, dass sie für die Patientin die grösstmögliche Wirkung zeigen (Effektivität), Doppelspurigkeiten vermieden werden und die Leistungen möglichst ökonomisch sind (Effizienz).

5.3 Die Ebenen des Case Managements

Case Management als Handlungskonzept spielt sich auf der Fallebene, der Organisationsebene und der Systemebene ab (Netzwerk Case Management Schweiz, 2014).

- **Fallebene**

  Auf der Fallebene ist Case Management die Anwendung des Case Management-Prozesses mit seinen definierten Schritten. Die Fallebene bezieht sich auf die Fallsteuerung.

- **Organisationsebene**

  Damit Case Management im Einzelfall angewendet werden kann, braucht es innerhalb der jeweiligen Organisation Strukturen, Abläufe und Mittel, die auf Case Management ausgerichtet sind und die zwischen den Organisationen eine Vernetzung und Zusammenarbeit (Kooperation) ermöglichen.

- **Versorgungsebene**
  Auf der Versorgungsebene bedeutet Case Management seine Veran-
  kerung als Teil der Gesundheitspolitik, seine Legitimation als Steue-
  rungselement in der Gesundheitspolitik, die Steuerung der Versorgungssysteme, die Angebotsplanung sowie die Weiterentwicklung
  der Versorgungssysteme. Damit macht Case Management auf der
  Versorgungsebene (normative Ebene) auf fehlende Angebote auf-
  merksam.

5.4   Die Prozessschritte im Case Management

Case Management folgt einem Kreislauf, der vergleichbar ist mit
dem Pflegeprozess (Netzwerk Case Management Schweiz, 2014):

- **Clearing / Intake / Identifikation**
  Die Klärung der Indikation für die Aufnahme eines «Falles» in das
  Case Management.
- **Assessment (Situationsanalyse)**
  Die umfassende Erhebung, Einschätzung und Dokumentation der
  Situation und des Behandlungsbedarfs der Patientin.
- **Ziel- und Handlungsplanung**
  Aufgrund des Bedarfs werden die kurz-, mittel- und langfristigen
  Ziele für den Unterstützungsprozess und die Massnahmen verein-
  bart.
- **Durchführung und Leistungssteuerung**
  Die Vermittlung der Patientin an die passenden Unterstützungsan-
  gebote. Die Case Managerin überwacht die zielorientierte Umset-
  zung der Massnahmen und gewährleistet die Kommunikation zwi-
  schen allen an der Behandlung beteiligten Personen.
- **Evaluation**
  Die Case Managerin prüft und beurteilt die Ergebnisse der erbrach-

ten Leistungen nach definierten Kriterien.

5.5 Die Rollen der Case Managerin

Die Case Managerin hat drei Kernfunktionen, die je nach Auftrag unterschiedlich gewichtet sind.

- **Rolle als Advocacy (Anwaltsfunktion)**
  In dieser Rolle vertritt die Case Managerin die Interessen der Patientin gegenüber den verschiedenen Leistungserbringern.

- **Rolle als Broker (Vermittler)**
  Als Broker vermittelt die Case Managerin zwischen der Patientin und den verschiedenen Leistungserbringern. Als Broker hat die Case Managerin die Aufgabe, für die Patientin die bestmöglichen und passenden Versorgungsangebote zu finden.

- **Rolle als Gate-Keeper**
  In dieser Funktion steuert die Case Managerin den Anspruch der Patientin auf medizinische und soziale Leistungen. Dabei achtet sie auf ein ausgewogenes Verhältnis zwischen Kosten und Nutzen.

5.6 Care Management und Managed Care

Im Zusammenhang mit dem Begriff Case Management treten auch die Begriffe Care Management und Managed Care auf.

Care Management ist nicht auf der Einzelfallebene, sondern auf der Versorgungsebene (normative Ebene) angesiedelt. Care Management bezieht sich auf die System- und Versorgungssteuerung, um die Bevölkerung mit bedarfsgerechten Dienstleistungen zu versorgen und die Versorgungssysteme zu koordinieren und zu organisieren.

Strehle und Weber (4) definieren Managed Care als ein medizinisches Versorgungskonzept. Dieses Versorgungskonzept soll eine ganzheitliche und von einer Hand gesteuerte Gesundheitsversorgung garantieren und zwar durch die gesamte Leistungskette und über alle Versorgungssektoren hinweg. Managed Care sind Steuerungsmechanismen im Gesundheitswesen mit dem Ziel der Qualitätssteigerung, Effizienzsteigerung und Kostendämpfung. Der Begriff Managed Care wird immer weniger verwendet, da man heute eher von integrierter Versorgung spricht.

5.7   Case Management als Pflegesystem

Im Gesundheitswesen wird Case Management vor allem in Krankenhäuser, spezialisierten Kliniken oder im ambulanten Pflegedienst bei Patientinnen mit komplexen Problemlagen eingesetzt. Die Case Managerin, in der Regel eine Pflegefachperson, steuert die ausgewählten «Patientinnenfälle» und vermittelt zwischen den verschiedenen internen und externen Leistungserbringern. Die Pflegeorganisation bleibt aber vom Case Management unbeeinflusst, da im Pflegeteam weiterhin nach der Bezugspflege oder Primary Nursing gearbeitet wird. Case Management als Handlungskonzept und die Bezugspflege/Primary Nursing als Pflegesystem laufen parallel nebeneinander her.

In der stationären Langzeitpflege findet Case Management noch kaum Anwendung. Im nächsten Kapitel wird beschrieben, wie in Langzeitpflegeeinrichtungen die Prinzipien des Case Managements als Handlungskonzept und als Pflegesystem genutzt werden können.

6   Das Fallpflegesystem

Zusammenfassung Kapitel 6
Im Fallpflegesystem übernimmt die Fallmanagerin die Fallsteuerung und die Prozesssteuerung der pflegerischen Leistungen. Dadurch verändert sich die Organisationsstruktur, die Aufgaben, Verantwortungen und Kompetenzen zwischen der Pflegedienstleitung, der Stationsleitung, dem Pflegeteam und anderen in die Behandlung involvierten Leistungserbringern. Die Fallmanagerin hat die zentrale Steuerungsfunktion in der Behandlung der Bewohnerinnen.

6.1   Einführung in das Fallpflegesystem

Das Fallpflegesystem hat drei Funktionen. Es ist erstens ein Handlungskonzept, zweitens ein Pflegeprinzip und drittens ein Pflegesystem (Abbildung 7). Als Handlungskonzept basiert es auf den Prinzipien des Case Managements und gibt Anweisungen, wie Probleme der Bewohnerinnen anzugehen sind. Auf der Handlungsebene werden die zwei Steuerungsmechanismen „Fallsteuerung" und „Prozesssteuerung" unterschieden. Bedingt durch das einzelfallorientierte Handlungskonzept beinhaltet das Fallpflegesystem ein bewohnerinnenorientiertes Pflegeprinzip. Ausgehend vom Handlungskonzept und Pflegeprinzip lässt sich das Pflegesystem (also die neue Pflegeorganisation) ableiten. Das Fallpflegesystem führt zu veränderten Organisationsstrukturen und zu neu definierten Aufgabenverteilungen zwischen Pflegedienstleitung, Stationsleitung, Fallmanagerin, dem Pflegeteam und anderen an der Behandlung beteiligten Leistungserbringern. Beim Fallpflegesystem werden die Handlungsebene, das Pflegeprinzip (die Haltung) und die Pflegeorganisation miteinander verküpft. Im Gegensatz zum Case Management gibt es beim Fallpflegesystem keine Identifikation der „Fälle", die ins Case Management kommen. Das Fallpflegesystem als Handlungskonzept, Pflegeprinzip und Organisationsform gilt für alle Bewohnerinnen.

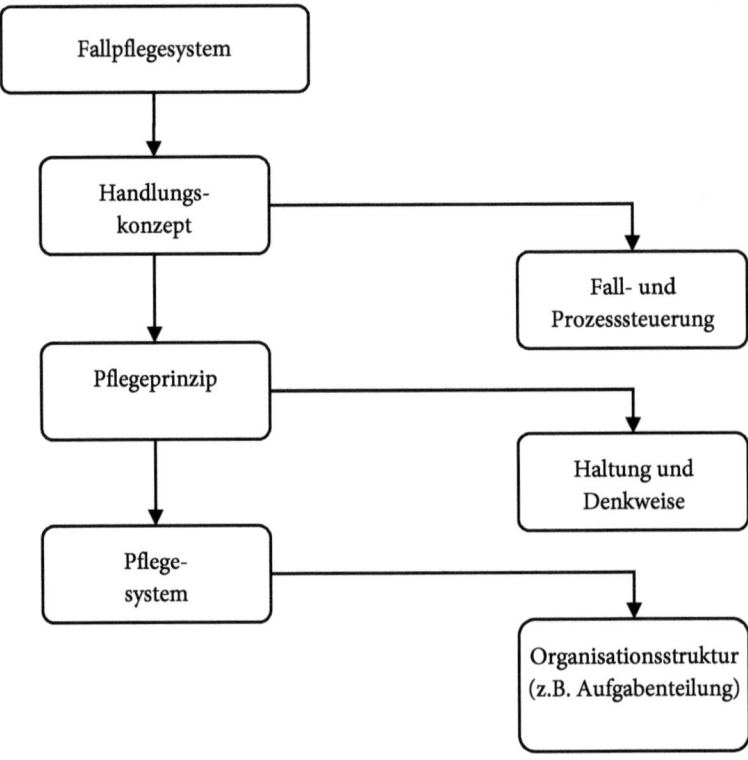

Abbildung 7:   Die drei Funktionen des Fallpflegesystems: Handlungskonzept, Pflegeprinzip, Pflegesystem (Quelle: eigeneAbbildung)

Das Fallpflegesystem kann in allen Bereichen der ambulanten und stationären Gesundheitsversorgung implementiert werden. In besonderem Masse ist das Fallpflegesystem für Langzeitpflegeeinrichtungen geeignet:

- mit einem ausschliesslich stationären Pflegeangebot (Pflegeabteilungen mit Einzel- und Doppelzimmern).

- mit unterschiedlichen Wohnformen (Alterswohnen, Betreutes Wohnen, Pflegewohnen, Pflegeabteilung) und mit Pflege- und Betreuungsleistungen aus dem ambulanten und dem stationären Bereich.

- mit Bewohnerinnen mit komplexen Problemlagen oder Mehrfacherkrankungen.

Gerade bei Bewohnerinnen mit komplexen Problemlagen oder Mehrfacherkrankungen zeigt das Fallpflegesystem seine grossen Vorteile, weil in diesen Fällen Behandlungsangebote von verschiedenen Leistungserbringern koordiniert und auf ein gemeinsames Behandlungsziel ausgerichtet werden müssen. Multimorbidität stellt heute eine der grossen Herausforderungen dar. Die Zahl der Menschen mit chronischen Mehrfacherkrankungen nimmt stetig zu. Das Schweizerische Gesundheitsobservatorium (2013) schreibt dazu:

«Die Ärztinnen und Ärzte sind ihrerseits mit Patientinnen und Patienten mit komplexen Krankheitsbildern konfrontiert, für die es keine oder nur wenige Guidelines gibt und die häufig eine Vielzahl von Medikamenten einnehmen müssen, die das Risiko unerwünschter Wechselwirkungen erhöhen. Die Multimorbidität fordert auch das Gesundheitswesen heraus, denn die Patientinnen und Patienten werden meist von mehreren Allgemeinärztinnen und -ärzten, Spezialistinnen und Spezialisten sowie weiterem Personal behandelt. In ungünstigen Fällen kennen die einen das Vorgehen und die Behandlungsmethoden der anderen nicht.» (Zitat: Obsan, 2013).

Gemäss Obsan (2013) weisen 44% der Personen ab 85 Jahren zwei oder mehr chronische Krankheiten auf, wobei die Altersklasse der 65- bis 79- Jährigen die grösste absolute Zahl aller multimorbiden Personen aufweist. Bewohnerinnen mit Mehrfacherkrankungen leiden unter

Beeinträchtigungen auf der körperlichen, emotional-seelischen, sozialen und/oder spirituellen Ebene. Sie benötigen auf verschiedenen Lebensdimensionen Hilfe, Unterstützung, Betreuung, Pflege und/oder medizinisch-therapeutische Leistungen. Gemäss Battegay (2014) interagieren Mehrfacherkrankungen und führen zu therapeutischen Konflikten, was Ärzte, Pflegende und Therapeuten vor besondere Herausforderungen stellt. Battegay erwähnt hier beispielsweise Interaktionen zwischen somatischen und psychiatrischen Erkrankungen, schädliche Arzneimittel-Wechsel-Wirkungen und Interaktionen zwischen Krankheiten und sozialen Lebensumständen. Nach Battegay ist Multimorbidität nicht einfach die Summe von mehreren Einzelerkrankungen, sondern es entstehen daraus neue Krankheitsbilder. Für diese Erkrankungen müssen neue Behandlungsmethoden entwickelt werden. Battegay führt weiter aus, dass bei den neuen Behandlungsmethoden nicht nur medizinische Aspekte zu berücksichtigen sind, sondern auch Aspekte zur Krankheitsbewältigung und zur Lebensqualität der Bewohnerinnen und ihrer Angehörigen.

In der Behandlung der Bewohnerinnen mit Mehrfacherkrankungen müssen Leistungen von unterschiedlichen Fachpersonen erbracht werden, was die organisierte Zusammenarbeit zwischen den verschiedenen Leistungserbringern auf struktureller und prozessualer Ebene bedingt. Damit diese Zusammenarbeit funktioniert, müssen notwendige individuelle Leistungen eindeutig bestimmt (Bedarfsabklärung/Situationsanalyse), aufeinander abgestimmt und koordiniert (auf das gleiche Ziel ausgerichtet) und auf ihre Wirksamkeit hin überprüft werden. In Krankenhäusern mit ihrer hochtechnologisierten Medizin und der kurzen Verweildauer der Patientinnen ist Case Management als Handlungskonzept der sinnvolle Ansatz, um diesen Herausforderungen zu begegnen. Im Langzeitpflegebereich braucht es dafür aber neben einem Handlungskonzept auch ein Pflegesystem, welches diesen Herausforderungen besser gewachsen ist als die Bereichs-/Gruppenpflege, die Bezugspflege oder das Primary Nursing.

In den folgenden Abschnitten wird das Fallpflegesystem zuerst als

Handlungskonzept, anschliessend als Pflegeprinzip und zuletzt als Pflegesystem beschrieben.

6.2 Das Fallpflegesystem als Handlungskonzept

Das Fallpflegesystem als Handlungskonzept basiert auf zwei Regelkreisen: dem Fallsteuerungs-Kreislauf zur Fallsteuerung und dem Leistungsprozess-Kreislauf zur Steuerung der Einzelleistungen der verschiedenen, an der Behandlung beteiligten, Leistungserbringer (Abbildung 8).

6.2.1 Der Fallsteuerungs-Kreislauf im Fallpflegesystem (Teil 1)

Der Fallsteuerungs-Kreislauf dient der Fallsteuerung (Abbildung 8, gelber Kreislauf) und ist dem Leistungsprozess-Kreislauf übergeordnet. Im Rahmen der Fallsteuerung ist die Fallmanagerin für die Erarbeitung des Behandlungsplans zuständig. Der Behandlungsplan ist bewohnerinbezogen und ganzheitlich orientiert. Ganzheitlich heisst, dass alle Lebensdimensionen der Bewohnerin berücksichtigt sind (somatische, emotional-seelische, geistige, spirituelle und soziale Dimension) und dass Interaktionen und Kausalzusammenhänge zwischen den Lebensdimensionen bewusst erkannt werden.

Der erste Schritt im Fallsteuerungs-Kreislauf ist die Situations-/Bedarfsanalyse (**Abbildung 8, Schritt 1**). Die Fallmanagerin führt die Situationsanalyse mit der Bewohnerin und/oder den Angehörigen durch und bezieht dabei alle Informationen von vorgelagerten Behandlungsakteuren mit ein (Krankenhaus, ambulante Pflegedienste, Hausarzt usw.). Für die Situationsanalyse wendet die Fallmanagerin neben einem Erstgespräch auch Assessmentinstrumente an (z.B. Basis-Assessment Gesundheit, Kompetenz-Bedürfnis-Assessment, Schmerzskala, Depressionsskala usw.). Das Ziel der Situationsanalyse ist nicht nur dieAufzählung der einzelnen Probleme der Bewohnerin, sondern das

Erkennen und Herausarbeiten, wie die Einzelprobleme miteinander vernetzt und verknüpft sind. Die Fallmanagerin muss Interaktionen und Kausalzusammenhänge zwischen den verschiedenen Problemen erkennen, um daraus einen ganzheitlichen Behandlungsschwerpunkt abzuleiten. Dabei berücksichtigt sie nicht nur pflegerische Probleme (die Auswirkungen der Krankheit), sondern auch medizinische Diagnosen, die Lebenswelt der Bewohnerin (soziale, kulturelle Faktoren), ihren Umgang mit der Krankheit/Problemen (emotional, kognitiv-geistig, spirituell) sowie biographische Daten. Der Behandlungsschwerpunkt ist das den Einzelproblemen zugrundeliegende „Thema", welches sich auf verschiedenen Lebensdimensionen als konkrete, beobachtbare Einschränkungen zeigt (*siehe dazu ein einfaches Beispiel auf der nächsten Seite*). Die Art der Herausarbeitung des Behandlungsschwerpunktes hängt im Wesentlichen von pflegetheoretischen Überlegungen bzw. dem Pflegemodell ab, mit dem eine Langzeitpflegeeinrichtung arbeitet! Allerdings sind zur Herausarbeitung des Behandlungsschwerpunktes nicht alle Pflegemodelle gleichermassen geeignet. Pflegemodelle unterscheiden sich in den Lebensdimensionen, die sie berücksichtigen und in den Schwerpunkten, die sie setzen. Zudem ist es nicht mit allen Pflegemodellen gleichermassen möglich, Interaktionen und Zusammenhänge zwischen den verschiedenen Problembereichen der Bewohnerin aufzuzeigen. Diesem Aspekt muss die Fallmanagerin besondere Beachtung schenken.

Im zweiten Schritt der Fallsteuerung (**Abbildung 8, Schritt 2**) folgt die Ziel- und Handlungsplanung. Die Fallmanagerin bestimmt mit der Bewohnerin und/oder den Angehörigen die Behandlungsziele, die Behandlungmassnahmen und die Behandlungsangebote, die aus den verschiedenen Versorgungssystemen (z.B. Medizin, Therapie, Pflege) hinzugezogen werden sollen. Die Behandlungsziele und die Behandlungsmassnahmen müssen in einem direkten Zusammenhang mit dem Behandlungsschwerpunkt (dem zugrundliegenden „Thema" der Erkrankung/Beeinträchtigung) stehen und nicht nur mit einzelnen Problemen der Bewohnerin. Wenn der Behandlungsschwerpunkt der Bewohnerin

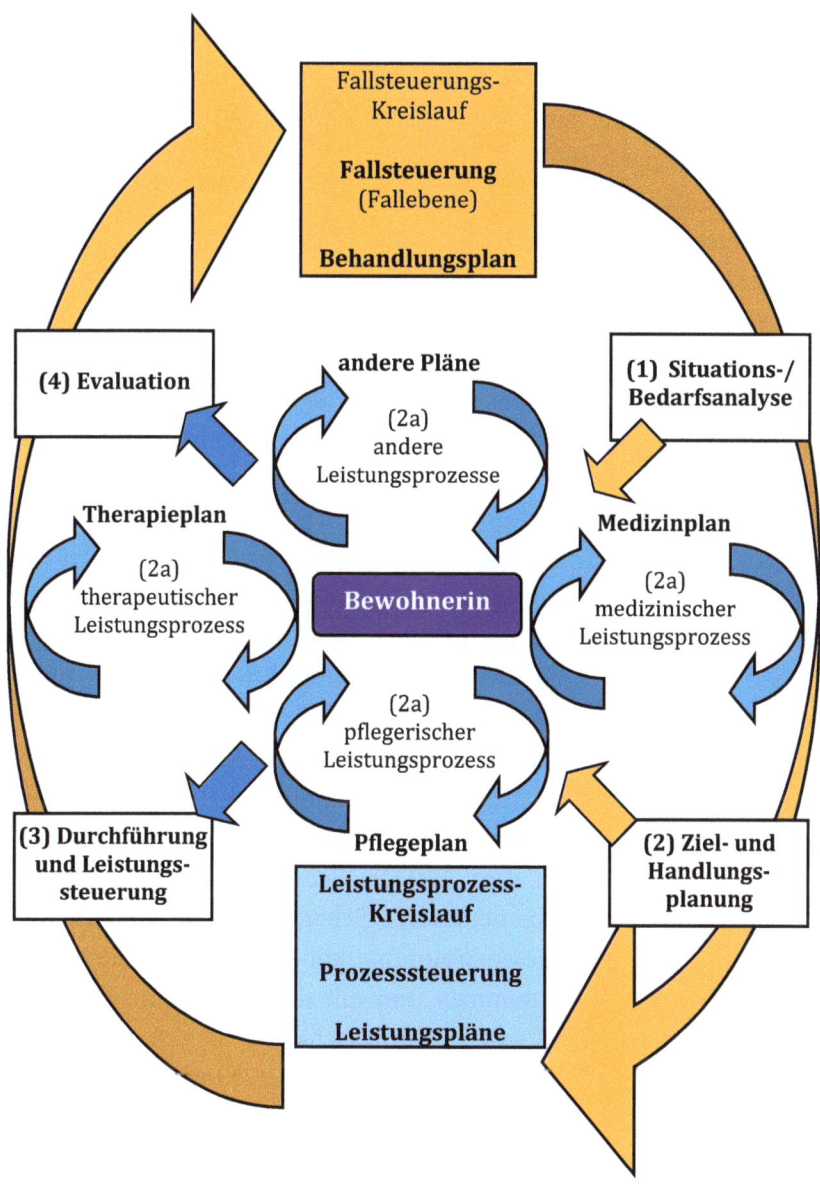

Abbildung 8: Das Fallpflegesystem mit dem Fallsteuerungs-Kreislauf (gelb) und dem Leistungsprozess-Kreislauf (blau).

detailliert herausgearbeitet ist, werden in der Regel nicht mehr als zwei Behandlungsziele definiert. Bei der Ziel- und Handlungsplanung werden die Ressourcen der Bewohnerin mitberücksichtigt. Im Langzeitpflegebreich zeigt sich immer wieder, dass die (noch) vorhandenen Ressourcen der Bewohnerin genau <u>nicht</u> die Fähigkeiten sind, die für die Zielerreichung notwendig sind. Daher ist es wichtig, bei der Bedarfsabklärung die Defizite der Bewohnerin im Sinne eingeschränkter oder verlorengegangener Fähigkeiten präzise zu erfassen. Nur so kann bei der Ziel- und Handlungsplanung (und anschliessend bei der Leistungsplanung) entschieden werden, welche Ressourcen der Bewohnerin zur Zielerreichung tatsächlich eingesetzt werden können und wo die Umwelt (z.B. Pflegemitarbeiterinnen) vorübergehend oder dauerhaft kompensatorisch Unterstützung bieten muss.

Im letzten Teilschritt der Ziel- und Handlungsplanung vernetzt sich die Fallmanagerin mit dem zuständigen Hausarzt der Bewohnerin oder dem Heimarzt. Aufgrund der heutigen Gesetzeslage (in der Schweiz) muss der zuständige Arzt die Behandlung und den Behandlungsplan prüfen und verordnen. Auf der anderen Seite ist die Vernetzung der Fallmanagerin mit dem zuständigen Hausarzt unabdingbar, da Bewohnerinnen in der Regel an Mehrfacherkrankungen leiden, die einer guten und umfassenden medizinischen Versorgung bedürfen. Die Fallmanagerin bespricht mit dem Arzt die Bedarfsanalyse, den Behandlungsschwerpunkt und die definierten Behandlungsziele und Behandlungsmassnahmen. Zu diesem Zeitpunkt können am Behandlungsplan noch Änderungen vorgenommen und mit der Bewohnerin bzw. den Angehörigen besprochen werden. Im Anschluss setzt sich die Fallmanagerin mit allen externen Leistungerbringern in Kontakt, die gemäss Behandlungsplan involviert werden müssen und informiert diese über den Behandlungsschwerpunkt, die Ziele und Massnahmen. Mit der Fertigstellung des Behandlungsplans wechselt der Fallsteuerungs-Kreislauf zum Leistungsprozess-Kreislauf (Abbildung 8, Schritt 2a).

Ein Beispiel für die Herausarbeitung des Behandlungsschwerpunkts:

- Bewohnerin lebte in eigenem Haus (auf zwei Etagen) mit Garten; hat ihren Mann gepflegt, bis er verstarb; hütete zweimal wöchentlich am Nachmittag die Kinder ihres Sohnes; selbständige Haushaltsführung.
- Bewohnerin ist auf der Treppe ausgerutscht; Oberschenkelhalsfraktur; Operation mit Komplikationen; sie bleibt auch nach Reha dauerhaft bewegungseingeschränkt; ist bewegungsunsicher, sturzgefährdet; hat Schmerzen beim Laufen, benötigt Rollator. Eine Rückkehr nach Hause ist ungewiss, da die Infrastruktur der Wohnung der neuen Situation nicht entspricht; es erfolgt erst einmal ein Übertritt in eine Langzeitpflegeeinrichtung.
- Sie zieht sich immer in ihr Zimmer zurück; will nicht an Aktivitäten teilnehmen; wirkt im Umgang verdriesslich. Fühlt sich unsicher beim Laufen, hat Angst zu stürzen; es fällt ihr schwer, Hilfe vom Personal anzunehmen; beklagt sich über das Essen und die vielen kranken Menschen, von denen sie umgeben ist; fühlt sich im Pflegezentrum am falschen Ort.

Herausgearbeiteter Behandlungsschwerpunkt gemäss bedürfnisorientiertem Pflegemodell:

- Durch die Krankheit sind bei der Bewohnerin Grundbedürfnisse «gestört»: das Bedüfnis nach Aktivität (handeln, etwas bewirken, entscheiden, mobil sein), das Bedürfnis nach Sicherheit (Orientierung haben; wissen, was passiert), das Bedürfnis nach Selbstbestimmung (Wahlmöglichkeiten haben, tun können, was man will, nicht auf andere angewiesen sein) usw.
- Die Behandlung der Bewohnerin muss übergeordnet an der Befriedigung dieser drei Grundbedürfnisse ansetzen.

Pflegetheoretische Überlegungen:

- Die Bewohnerin hat ihre Fähigkeiten, sich ihre Grundbedürfnisse selber zu befriedigen „verloren"; sie befindet sich in einem inneren Ungleichgewicht; empfindet wenig Lebensqualität. Bei den Behandlungszielen und Behandlungsmassnahmen müssen also diese Behandlungsschwerpunkte berücksichtigt werden. Medizin, Pflege und Therapie müssen aus ihrem Fachbereich Leistungen erbringen, die es letztlich der Bewohnerin ermöglichen, ihre Grundbedürfnisse wieder (teilweise) selbst zu befriedigen.

Eine vertiefte Ausführung dieses Beispiels ist hier nicht möglich, da es sich hierbei um pflegetheoretische und Pflegemodell-Überlegungen handelt, die den Rahmen dieses Buches sprengen würden.

Aufgrund des Behandlungsplans (Ziel- und Handlungsplan) definieren die einzelnen Leistungserbringer ihre Leistungspläne mit Zielen, Massnahmen und Evaluationszeitpunkten (**Abbildung 8, Schritt 2a**). Der Arzt erstellt einen «Medizinplan», Therapeuten (z.B. Physiotherapie) einen «Therapieplan» und die Fallmanagerin den «Pflegeplan». Die Zielsetzungen, Massnahmen und Evaluationszeitpunkte der einzelnen Leistungspläne werden von der Fallmanagerin in den Behandlungsplan übernommen. Bei der Erstellung der Leistungspläne bezieht sich jeder Leistungserbringer auf das „übergeordnete" Behandlungsziel und die Behandlungsmassnahmen und definiert seine Teilleistungen, die er zur Zielerreichung erbringt. Im Rahmen des Leistungsprozess-Kreislaufs erbringt jeder Leistungsanbieter (Arzt, Therapeut, Pflege) seine Leistungen gegenüber der Bewohnerin und trägt die Verantwortung für die Prozesssteuerung seiner Leistungen und die eigene Wirksamkeitsprüfung hinsichtlich der Erreichung des Behandlungsziels. Der Leistungsprozess-Kreislauf dient also der Steuerung der Erbringung der einzelnen Leistungen der verschiedenen, an der Behandlung der Bewohnerin beteiligten Leistungserbringer.

Die Verantwortung für den pflegerischen Leistungsprozess (Pflegeprozess) liegt bei der Fallmanagerin. Sie erstellt den Pflegeplan (Ziele und Massnahmen der Pflege, Evaluationszeitpunkte), sie kontrolliert die Umsetzung der pflegerischen Massnahmen durch das Pflegeteam und sie führt in den definierten Abständen die Wirksamkeitskontrolle der pflegerischen Massnahmen durch.

Alle Leistungserbringer sind verpflichtet, die Fallmanagerin zu informieren, wenn bei ihrer Leistungserbringung Probleme auftreten, die die Zielerreichung des Behandlungsplans gefährden oder wenn andere Massnahmen eingesetzt werden müssen.

Die Fallmanagerin übernimmt in ihrer Fallsteuerungsfunktion die Gesamtverantwortung für den Behandlungsplan, d.h. sie überwacht und überprüft die zielgerichtete Umsetzung der Massnahmen aller Leistungserbringer, sie sichert die Kommunikation zwischen allen Beteiligten (**Abbildung 8, Schritt 3**), sie evaluiert in definierten Abständen die Wirksamkeit der verschiedenen Leistungspläne und den Zielerreichungsgrad. Sie leitet in Zusammenarbeit mit den involvierten Leistungserbringern Anpassungen ein (**Abbildung 8, Schritt 4**). Wenn an einem bestimmten Leistungsplan (Medizinplan, Therapieplan, Pflegeplan) Anpassungen vorgenommen werden, prüft die Fallmanagerin, ob diese Anpassungen allenfalls auch andere Leistungpläne beeinflussen.

Wenn sich der gesundheitliche Zustand oder die Lebenssituation einer Bewohnerin so verändert, dass eine umfassende Anpassung des Behandlungsplans notwendig ist, erfolgt eine erneute Situationsanalyse, deren Ergebnisse mit den involvierten Leistungserbringern und dem Pflegeteam besprochen werden.

Die Evaluationen erfolgen in Zusammenarbeit mit der Bewohnerin bzw. den Angehörigen. Damit ist gewährleistet, dass die Rückmeldungen der Bewohnerin zum Behandlungsverlauf und zu ihrem Zufriedenheitsempfinden mitberücksichtigt sind und die Bewohnerin bzw. die Angehörigen sich als aktive Akteure in der Behandlung wahrnehmen.

Die Zusammenarbeit im Fallpflegesystem als Handlungskonzept setzt zwischen allen Beteiligten eine hohe Kooperation voraus, insbesondere zwischen dem Arzt und der Fallmanagerin. Medizin und Pflege müssen sich auf Augenhöhe begegnen, die Tätigkeiten müssen aufeinander abgestimmt sein und der Wissenstransfer von der Pflege (hohe Nähe und Kenntnis über die Bewohnerin) zur Medizin muss an Bedeutung gewinnen (vergleiche dazu: GDK, 2012).

Die Funktion der Fallmanagerin umfasst auf der Handlungsebene also zwei Aufgabenschwerpunkte (Abbildung 9):

– die Fallsteuerung: Ebene Behandlungsplan.

– die Prozesssteuerung: Ebene Pflegeplan.

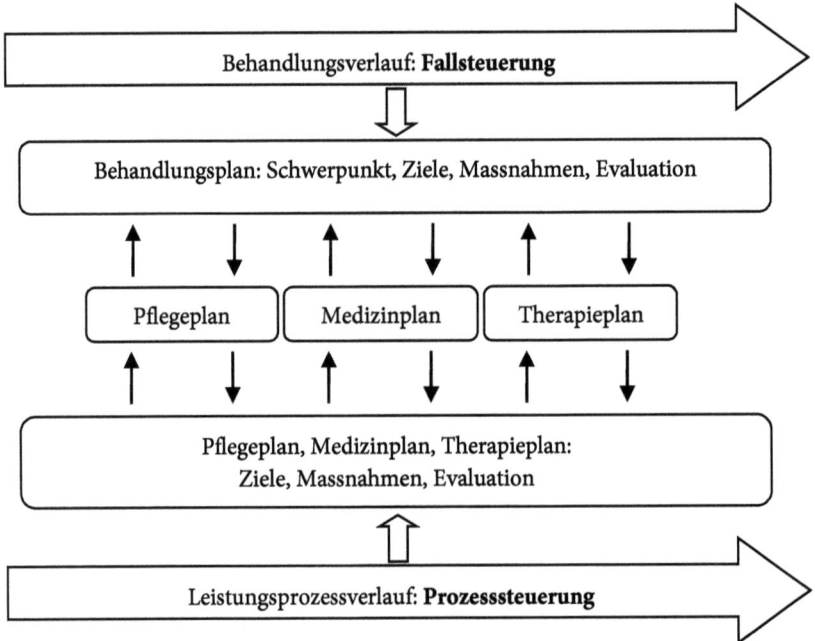

Abbildung 9:   Der Zusammenhang zwischen der Fall- und Prozesssteuerung (Quelle: eigene Abbildung)

6.3   Das Fallpflegesystem als Pflegeprinzip

Das Pflegeprinzip beschreibt die Sicht- und Denkweise, d.h. die Haltung der Pflegemitarbeiterinnen und anderer an der Behandlung involvierten Leistungserbringer. Aus dem einzelfallorientierten Handlungskonzept (Abbildung 8) lässt sich ableiten, dass das Fallpflegesystem einpersonenorientiertes Pflegesystem ist, d.h. die Handlungen und die Organisation ist derart ausgestaltet, dass der Fokus immer auf der einzelnen Bewohnerin liegt. Die Personenorientierung des Fallpflegesystems heisst aber noch nicht, dass damit eine ganzheitliche Betrachtung der Bewohnerin gewährleistet ist. Ganzheitlichkeit heisst, dass eine Einrichtung ein Pflegemodell, Konzepte, Methoden und Instrumente anwendet, die eine mehrdimensionale Betrachtung der Bewohnerin ermöglichen. Die Mehrdimensionalität bedingt die Betrachtung der Bewohnerin in all ihren Lebensfacetten, ohne dass dabei der Blick für die Komplexität ihrer Situation verloren geht. Auf eine pflegewissenschaftliche Auseinandersetzung mit dem Begriff der «Ganzheitlichkeit» kann hier nicht näher eingegangen werden. In der Pflegewissenschaft wird sowohl das Paradigma der «Ganzheit des Menschen» (der Mensch ist die Summe seiner Teile) als auch das Paradigma der «Einheit des Menschen» (the simultaneity paradigm: der Mensch ist mehr als die Summe seiner Teile) vertreten (van Kampen, 1997; Friesacher, 2008). Welches Paradigma eine Einrichtung bevorzugt, hängt im Wesentlichen vom angewandten Pflegemodell und dessen Umsetzung ab. Der Einfachheit halber werde ich nachfolgend weiter den Begriff der „Ganzheitlichkeit" verwenden.

Für eine personenorientierte und ganzheitliche Behandlung und Pflege sind also:
- strukturell-organisatorische Faktoren (Pflegesystem)
- Handlungstheorien und Handlungsmodelle (z.B. Pflegemodelle mit den ihnen zugrundliegenden Theorien)
- Handlungskonzepte (z.B. Fallpflege als Fallsteuerung und Prozesssteuerung)
- und daraus ableitend Abläufe und Prozesse

notwendig, die aufeinander abgestimmt sind. Einrichtungen im Gesundheitswesen vernachlässigen manchmal die konsequente Umsetzung ihres Pflegesystems (siehe Kapitel 4) und schaden damit der konsequenten Anwendung ihres Handlungsmodells (Pflegemodell) oder ihrer Handlungskonzepte. Umgekehrt wenden Einrichtungen allenfalls

Handlungsmodelle (Pflegemodelle) oder Handlungskonzepte an, die eine ganzheitliche Betrachtung des Menschen erschweren.

6.4 Das Fallpflegesystem als Pflegesystem

Gemäss dem Prinzip «die Organisation folgt dem Prozess» bedingt das Fallpflegesystem eine spezifische Organisation. Nachfolgend werden die Aufgaben, Verantwortung und Kompetenzen der Pflegedienstleitung, der Stationsleitung, der Fallmanagerin und des Pflegeteams beschrieben. Diese müssen in Stellenbeschreibungen festgehalten sein.

6.4.1 Aufgaben der Pflegedienstleitung

Die Pflegedienstleitung trägt die Gesamtverantwortung für die fachliche und personelle Führung für die Pflege. Sie gestaltet die Organisation des Geschäftsbereichs Pflege, sie setzt die Qualitäts- und Entwicklungsschwerpunkte in der Pflege, sie stellt die Weiterbildung der Pflegenden sicher und koordiniert die Zusammenarbeit zwischen der Pflege und den anderen Geschäftsbereichen. Sie trägt die betriebswirtschaftliche Verantwortung für den Bereich Pflege. Die Pflegedienstleitung führt die Stationsleitungen, die Fallmanagerinnen und allfällige Stabstellen der Pflege.

6.4.2 Aufgaben der Stationsleitung

Die Stationsleitung ist zuständig für die organisatorische und personelle Führung der Station. Sie erstellt die Dienstpläne, ist verantwortlich für die Tagesorganisation und das einwandfreie «Funktionieren» der Station. Je nach betrieblicher Gepflogenheit ist die Stationsleitung ausserdem zuständig für die Personalrekrutierung, die Weiterbildung und die Qualifizierung der Mitarbeitenden on the Job. Die Stationsleitung ist genüber ihren Pflegemitarbeitenden organisatorisch und personell entscheidungs-und weisungsbefugt. Sie trägt keine fachliche Verantwortung für die Pflege und Betreuung der Bewohnerinnen. Die Stationsleitung arbeitet in einem reduzierten Pensum (z.B. morgens) auf der Station in der Pflege mit. Die Stationsleitung ist gegenüber der Pflegedienstleitung rechenschaftspflichtig.

6.4.3 Aufgaben der Fallmanagerin

Die Fallmanagerin trägt die fachliche Verantwortung für die Station, auf der Sie arbeitet. Sie ist für die ihr zugeteilten Bewohnerinnen von der Aufnahme bis zum Austritt **fallsteuernd** und **prozesssteuernd** verantwortlich, damit die Bewohnerinnen sektorübergreifend und bedarfsgerecht diejenigen medizinischen, therapeutischen und pflegerischen Leistungen erhalten, die sie individuell benötigen. Sie erstellt den Behandlungsplan und den Pflegeplan, prüft die wirksame Umsetzung der Massnahmen und den Grad der Zielerreichung. Sie ist die Kontaktperson und Ansprechperson für die gesamte Behandlung und Pflege der Bewohnerinnen. Sie ist zudem verantwortlich für alle Belange und Fragen, die sich auf „irgendeiner" Lebensdimension der Bewohnerinnen ergeben. Die Fallmanagerin ist gegenüber den Pflegemitarbeiterinnen in fachlicher Hinsicht entscheidungs- und weisungsbefugt. Die Fallmanagerin kann Aufgaben, die nicht unmittelbar die Fall- oder Prozesssteuerung betreffen, an Pflegemitarbeitenden delegieren, bleibt aber in der Rechenschaftpflicht. Sie arbeitet direkt auf der Station, für die sie zuständig ist und ist damit in regelmässigem Kontakt mit den Bewohnerinnen und Pflegemitarbeiterinnen. Die Fallmanagerin ist **nicht** in die tägliche Pflege involviert (keine Pflegedurchführende), sondern konzentriert sich vollumfänglich auf die Fall- und Prozesssteuerung. Die Tabelle 2 gibt einen Überblick über die wichtigsten Aufgaben und Kompetenzen der Fallmanagerin.

Aufgaben der Fallmanagerin	Kompetenzen					Mitarbeit und/oder Info an
	P	E	A	M	I	
Aufgaben in der Fallsteuerung						
Aufnahme der Bewohnerin	x		x	x	x	Pflege
Situationsanalyse inkl. Assessments	x	x	x	x	x	Bw, Ag, Pflege
Behandlungsplan erstellen: Ziel- und Handlungsplanung	x	x	x	x		Bw, Ag
Behandlungsplan mit allen Beteiligten absprechen (Ziele, Massnahmen usw.)	x		x	x	x	Arzt, Therapeuten, Pflege
Angebotsvermittlung; Vernetzung mit externen Leistungserbringern; Koordination und Planung der Zusammenarbeit	x		x			Arzt, Therapeuten, andere eL
Evaluation der Leistungen der Leistungserbringer (Wirksamkeit)	x	x	x	x	x	Arzt, Therapeuten, andere eL, Pflege
Informationsfluss gewährleisten zwischen allen Leistungserbringern			x			
Anpassungen im Behandlungsplan		x	x	x	x	Alle
Verlegungen organisieren	x	x	x	x		Alle
Dürchführung von Visiten mit Ärzten und Therapeuten; Verordnungen			x	x		Arzt, Therapeuten
Kontaktpflege und Gespräche mit Bewohnerinnen und Angehörigen	x		x	x	x	Bw, Ag
Austrittsplanung inkl. Organisation der Nachsorge	x		x		x	alle

Aufgaben der Fallmanagerin	Kompetenzen					Mitarbeit und/oder Info an
	P	E	A	M	I	
Aufgaben in der Prozesssteuerung						
Pflegebedarfsabklärung und Pflegeeinstufung (in der Schweiz: RAI, BESA)	x		x	x		Pflege und Arzt
Pflegeplan erstellen (pflegerischer Leistungsplan)	x		x		x	Pflege und Arzt
Pflegebericht / Dokumentation führen	x	x	x			
Evaluationen des Pflegeplans (Zielerreichung, Wirksamkeit)	x	x	x	x	x	Pflege
Anpassungen im Pflegeplan		x	x	x	x	alle
Beratung / Coaching des Pflegeteams		x				
Führung des täglichen Fachrapports	x		x	x	x	Pflege
Organisationsrapport mit Stationsleitung (täglich 10 Min.)				x		
Teilnahme an Teamsitzungen (monatlich)				x		

Legende: P=Planung / E=Entscheidung / A=Ausführung / M=Mitarbeit I=Informationsweitergabe / Bw=Bewohnerin / Ag=Angehörige / eL=externe Leistungserbringer

Tabelle 2: Aufgaben und Kompetenzen der Fallmanagerin

6.4.4 Aufgaben des Pflegeteams

Beim Fallpflegesystem gibt es im Pflegeteam keine Zuteilung von Pflege(fach)personen zu Bewohnerinnen im Sinne einer Bezugspflege oder Primary Nursing. Das Pflegeteam hat die schichtbezogene pflegerische Ausführungsverantwortung, d.h. bei Schichtende geht die Ausführungsverantwortung auf das Pflegeteam der nächsten Schicht über. Die Hauptaufgaben des Pflegeteams sind:

- ausführen der Grund- und Behandlungspflege gemäss den Vorgaben im Pflegeplan.
- beobachten der Bewohnerinnen während der täglichen Arbeit und im täglichen Kontakt.
- führen von Beobachtungs- und Verlaufsprotokollen (Schmerz, Miktion, trinken usw.) im Auftrag der Fallmanagerin oder gemäss Pflegeplan.
- fortlaufende Prüfung der Wirksamkeit der definierten Pflegemassnahmen und Rückmeldung an die Fallmanagerin am Fachrapport.
- Vorschläge an die Fallmanagerin zur Anpassung von Zielen und/oder Masnahmen im Behandlungs- oder Pflegeplan.
- Rückmeldungen an die Fallmanagerin bei positiven oder negativen Zustandsveränderungen der Bewohnerin, die die Pflege, den Pflegeplan oder den Behandlungsplan beeinflussen.
- Mitarbeit bei der Pflegeleistungserfassung (Beobachtungsphase).
- Teilnahme am täglichen Fachrapport.
- Übernahme von der Fallmanagerin delegierte Aufgaben.
- Caring: Fürsorge und sorgende Zuwendung gegenüber den Bewohnerinnen

Die Aufgaben, Verantwortung und Kompetenzen der Pflegefachpersonen und der Pflegehilfspersonen sind klar voneinander abgegrenzt und in Stellenbeschreibungen festgehalten.

Das Fallpflegesystem zeigt im Vergleich zu anderen Pflegesystemen Besonderheiten, auf die nachfolgend eingegangen wird:

- Hierarchische Gleichstellung:
  Im Fallpflegesystem sind die Stationsleitung und die Fallmanagerin hierarchisch gleichgestellt. Die Stationsleitung ist verantwortlich für die organisatorische und personelle Führung der Station, die Fallmanagerin für die fachliche Führung. Beide sind der Pflegedienstleitung unterstellt und gegenüber ihr rechenschaftspflichtig. Diese Form der Stationsorganisation erfordert von der Stationsleitung und der Fallmanagerin eine hohe Sozialkompetenz und gegenseitiges Vertrauen.

- Behandlungs- und Pflegepläne:
  Pflegefachpersonen erstellen oder ändern keine Behandlungspläne und/oder Pflegepläne. Diese werden nur von der Fallmanagerin erstellt und angepasst. Damit ist das Pflegefachpersonal von der Pflegeplanung entlastet, was deutliche Zeitressourcen für die Bewohnerinnen freisetzt.

- Pflegeberichte:
  Pflegeberichte werden von der Fallmanagerin aufgrund der Rückmeldungen des Pflegepersonals (am täglichen Fachrapport) geführt. Pflegefachpersonen führen also keine Pflegeberichte. Eine Ausnahme von dieser Regel besteht nur in der Abwesenheit der Fallmanagerin am Abend, nachts und an den Wochenenden. Während dieser Zeit führen die anwesenden Pflegefachpersonen Pflegeberichte, aber nur dann, wenn sich im Behandlungs- oder Pflegeverlauf der Bewohnerinnen Abweichungen zeigen, die siginifikant sind und die daher protokolliert werden müssen.
  Das Pflegehilfspersonal führt keine Pflegeberichte und leitet seine Beobachtungen an die Fallmanagerin (in deren Abwesenheit an die anwesende Pflegefachperson) weiter. Mit dieser Massnahme können

zwei Ziele erreicht werden: erstens ist das Pflege(fach)personal wiederum von administrativen Arbeiten entlastet; zweitens können lange und unnötige Einträge im Pflegebericht durch die Mitarbeiterinnen vermieden werden.

– Dokumentation:
Pflegefachpersonen führen Dokumentationen zu Bewohnerinnen nur insoweit, als dass sie Vitalwerte, Schmerzerfassungswerte, Trinkmenge, Blutdruck usw. im Dokumentationsprogramm erfassen. Pflegehilfspersonen führen keine Dokumentationen.

– Visiten:
Pflegefachpersonen führen keine Visiten mit Ärzten oder Therapeuten durch. Für die Visiten ist die Fallmanagerin zuständig.

Es kann nun argumentiert werden, dass sich Pflegefachpersonen durch diese «Einschränkungen» unterfordert fühlen oder ihre berufliche Qualifikation zu wenig in die pflegerische Praxis einbringen können. Viele Pflegefachpersonen fühlen sich durch die zunehmende Bürokratisierung der Pflege belastet. Sie äussern immer wieder, dass sie zu wenig Zeit für die Bewohnerinnen, für Gespräche, für das Caring (Fürsorge), für Zuwendung und für die Beziehungsgestaltung haben. Dies bestätigen auch die Ergebnisse der Shurp-Studie (Zuniga et al., 2013): 20% des Pflege- und Betreuungspersonals gaben an, den Bewohnerinnen manchmal oder oft keine emotionale Unterstützung bieten zu können; 25% konnten keine aktivierende Pflege erbringen; 20% der Pflegenden gaben an, dass verwirrte oder kognitiv beeinträchtigte Menschen nicht genügend beaufsichtigt werden; 17 – 29% der Pflege- und Betreuungspersonen berichteten von Rationierung bei soziokulturellen Aktivitäten. Wie die Shurp-Studie zeigt, erfolgt eine implizite Rationierung der Pflege durch das Pflegepersonal immer zuerst auf der Ebene der Dokumentation. Pflegefachpersonen von administrativ-planerischen Tätigkeiten zu entlasten, bedeutet also, der impliziten Rationierung vorzubeugen und gleichzeitig den Pflegefachpersonen mehr

Zeit für die Pflege der Bewohnerinnen zur Verfügung zu stellen. Hinzu kommt, dass nicht alle Pflegefachpersonen mit dem gleichem Qualifikationsniveau (Grade) gleichermassen befähigt sind, den Pflegeprozess in seinen einzelnen Schritten konsequent in die Praxis umzusetzen, schriftlich abzubilden (Pflegeplan) und „richtig" zu dokumentieren (Pflegebericht). Der Pflegeprozess ist immer an das Pflege- oder Handlungsmodell gekoppelt (mit dem die Einrichtung arbeitet) und anhand dessen die Pflegefachpersonen Problemerfassungen, Bedarfsabklärungen, Zielsetzungen und Massnahmen auf den verschiedenen Lebensdimensionen der Bewohnerinnen formulieren. Pflegefachpersonen können einzelne Probleme der Bewohnerinnen sehr gut erkennen. Es gelingt aber nur wenigen, von diesen Einzelproblemen auf das Grundproblem bzw. den Behandlungsschwerpunkt der Bewohnerinnen zurückzuschliessen und darauf aufbauend einen Behandlungs- und Pflegeplan mit Zielen und Massnahmen zu entwickeln, der mehr als nur die Einzelprobleme der Bewohnerinnen berücksichtigt und beinhaltet. Gerade dieses Suchen und Finden der Grundproblematik bzw. des Behandlungsschwerpunkts der Bewohnerinnen ist die wesentliche Basis für eine bewohne-rinnenbezogene, ganzheitliche und wirksame Pflege und Betreuung. Pflegefachpersonen fühlen sich oft erleichtert, wenn sie von diesen «administrativ-planerischen» Arbeiten Abstand nehmen und sich auf die Pflege und die Fürsorge (caring) der Bewohnerinnen konzentrieren dürfen. Pflege(fach)personen sind hervorragende Beobachterinnen, Interpretiererinnen und Fürsorgerinnen. Es ist die Aufgabe der Fallmanagerin, das Pflegepersonal so einzubinden, dass sie ihre Beobachtungen und Rückmeldungen offen äussern. Sobald die Pflegemitarbeiterinnen feststellen, dass ihre Rückmeldungen gehört, ernst genommen und berücksichtigt werden, fühlen sie sich in ihrer Arbeit anerkannt und honoriert und stellen fest, dass sie mit ihrer Arbeit einen zentralen Anteil leisten am Wohlbefinden und der Zufriedenheit der Bewohnerinnen.

Zum Schreiben der Pflegeberichte gelten ähnliche Argumente. Viele Pflegefach- und Pflegehilfspersonen dokumentieren infolge ungenügender Kenntnis des Pflegeprozesses entweder zu viel und/oder dokumentieren Ereignisse, die mit dem Pflegeplan in keiner relevanten Beziehung stehen. Für viele Pflegende ist der Pflegeprozess mit der Erstellung des Pflegeplans abgeschlossen. Sie sind sich zu wenig bewusst, dass der Pflegebericht dazu dient, Abweichungen vom Behandlungs- und Pflegeplan bzw. den Grad der Wirksamkeit der Pflegemassnahmen zu dokumentieren. In Langzeitpflegeeinrichtungen stellt man immer wieder fest, dass die Pflegemitarbeiterinnen den Pflegebericht eher dazu nutzen, ihre geleistete Arbeit zu dokumentieren. Bei einer umfassenden Kenntnis des Pflegeprozesses reduzieren sich Pflegeberichte auf wenige aussagekräftige Eintragungen pro Woche (entsprechend dem Grundsatz: dokumentiert wird nicht die Regel, sondern die Ausnahme). Die Entscheidung, welche Abweichungen zu protokollieren sind, kann von der Fallmanagerin besser gefällt werden, da sie im Rahmen der Fallsteuerung und der pflegerischen Prozesssteuerung den Überblick über den Behandlungsverlauf der Bewohnerinnen hat. Zudem werden durch dieses Vorgehen täglich Zeitressourcen für das Pflege(fach)personal frei, die für die Pflege und Betreuung der Bewohnerinnen zur Verfügung stehen.

6.4.6 Arbeitszeiten, Stellvertretungen, Pensen, Caselaod

Die Stationsleitung und die Fallmanagerin arbeiten tagsüber von Montag bis Freitag und haben an Wochenenden und Feiertagen dienstfrei. Damit ist gewährleistet, dass die Stationsleitung und die Fallmanagerin jeweils gleichzeitig im Betrieb/auf der Station sind. Bei Ferienabwesenheiten wird die Stationsleitung (je nach betrieblicher Organisation) durch eine andere Stationsleitung oder eine Pflegefachperson der Station vertreten. Die Fallmanagerin wird bei Ferienabwesenheiten durch eine Fallmanagerin einer anderen Station oder eine Pflegefachperson der Station vertreten. Das Pensum der Stationsleitung beträgt zwischen 80 und 100%. Die Fallmanagerin ist einer Station zugeteilt und arbeitet 100%. Es ist möglich, die Funktion der Fallmanagerin auf einer Station auf zwei Fallmanagerinnen (Teilzeit) zu verteilen. Allerdings setzt dies voraus, dass die beiden Fallmanagerinnen für die wöchentliche Informations- und Fallübergabe mindestens einen halben Tag pro Woche zusammenarbeiten (z.B. Fallmanagerin 1 arbeitet von Montag bis Mittwoch: 60%; Fallmanagerin 2 von Mittwoch Mittag bis Freitag: 50%). Die Aufteilung des Fallmanagements einer Station hat Vor- und Nachteile. Der Vorteil ist, dass damit die Ferienvertretung geregelt ist; der Nachteil ist, dass sich der Aufwand für die wöchentliche Informationsübergabe erhöht.

Das Pflegeteam arbeitet im Schichtbetrieb (Frühschicht, Spätschicht, geteilte Schichten). Die Dienstplanung und die Tagesplanung (Zuteilung der Pflegenden zu den Bewohnerinnen) erfolgt durch die Stationsleitung. Damit die Beobachtungen der Pflegenden zum Pflegeverlauf und zu der Wirksamkeit der Pflegemassnahmen Kontinuität aufweisen, teilt die Stationsleitung die Pflegemitarbeiterinnen über mehrere Arbeitstage hinweg den gleichen Bewohnerinnen zu. Der Nachtdienst wird durch ein Nachtdienstteam abgedeckt.

Wenn das Fallpflegesystem auf einer Station in einer Langzeitpflegeeinrichtung vollständig implementiert ist, kann eine Fallmanagerin mit einem 100% Pensum für 20 – 25 Bewohnerinnen die Fallsteuerung und die pflegerische Prozesssteuerung übernehmen.

6.4.7 Rapportwesen, Informationsaustausch und Visiten

Morgens und abends erfolgen kurze Übergaberapporte zwischen dem Tag- und dem Nachtdienstteam. Am Mittag findet ein kurzer Übergaberapport zwischen der Stationsleitung, der Fallmanagerin und den Pflegemitarbeiterinnen statt, die für die Spätschicht zur Arbeit kommen (10 Minuten).

Vor dem Dienstende der Frühschicht findet am Nachmittag der Fachrapport statt, der von der Fallmanagerin geleitet wird und an dem alle Pflegemitarbeiterinnen der Früh- und Spätschicht und die Stationsleitung teilnehmen. Am Fachrapport werden die Bewohnerinnen besprochen hinsichtlich des Behandlungsverlaufs, des Pflegeverlaufs und allfälligen Abweichungen vom Behandlungs- oder Pflegeplan. Die Fallmanagerin informiert über Veränderungen im Behandlungs- oder Pflegeplan, über Visiten mit Ärzten und Therapeuten sowie über neu aufgenommene oder austretende Bewohnerinnen. Bei einer Station mit 25 Bewohnerinnen dauert der Fachrapport rund 45 Minuten. Nach dem Fachrapport protokolliert die Fallmanagerin relevante Informationen im Pflegebericht.

Die Stationsleitung und die Fallmanagerin treffen sich täglich für einen Kurzrapport (5 – 10 Min). In diesem wird besprochen, ob es pflegerische Veränderungen bei Bewohnerinnen gibt, die einen Einfluss auf die Tagesorganisation der Station haben.

Visiten mit Ärzten und Therapeuten werden von der Fallmanagerin geführt. Sie hat vertiefte Informationen über alle Bewohnerinnen und kann daher am besten mit dem Arzt und den Therapeuten eine bewohnerinnenbezogene Visite durchführen.

Einmal wöchentlich oder alle 14 Tage findet eine Sitzung der Stationsleitung und der Fallmanagerin mit der Pflegedienstleitung statt. Die Pflegedienstleitung erhält dadurch einen Überblick über das organisatorische und fachliche Geschehen auf der Station.

6.4.8 Zusammenarbeit der Fallmanagerin mit Ärzten

Pflege und Medizin unterscheiden sich voneinander. Am deutlichsten wird dieser Unterschied in der Haltung zu den Bewohnerinnen. Während sich die Medizin an Krankheiten orientiert und diese mit kurativen oder palliativen Massnahmen behandelt, orientiert sich die Pflege an den Auswirkungen der Krankheiten und deren Behandlung. Was zwei Seiten einer Medaille sind und komplementär sein sollte, wird in der Praxis oft als getrennt erlebt und wirkt sich auf die Zusammenarbeit zwischen Medizin und Pflege aus. Im deutschsprachigen Raum existiert in der Gesundheitsversorgung ein hierarchisches Verhältnis von der Medizin zur Pflege. Die Medizin hat gegenüber der

Pflege ein ärztliches Entscheidungs- und Weisungsrecht und übernimmt damit auch die Verordnung der Pflege. Die Pflege als Disziplin erbringt ihre Leistungen also nicht in Eigenverantwortung, sondern in Mitverantwortung. Auf der anderen Seite zeigt sich vor allem im ambulanten und im stationären Langzeitpflegebereich, dass die Pflegenden den Bewohnerinnen näher stehen als der Hausarzt. Die Pflege nimmt in der Langzeitpflege immer mehr eine Drehscheibenfunktion wahr und gewinnt an Bedeutung. Gerade im ambulanten und im stationären Langzeitpflegebereich wird deutlich, dass die Hausärzte oft über zu wenig Zeitressourcen verfügen, um sich vertieft mit Pflegeplänen und Leistungen von Therapeuten (z.B. Physiotherapie) auseinanderzusetzen, in den Kontext ihrer medizinischen Behandlung zu stellen und daraus ableitend das Versorgungssystem für «ihre» Bewohnerinnen zu steuern. Das Fallpflegesystem als Handlungskonzept und als pflegerische Organisation bringt für einen Hausarzt eine wesentliche Entlastung, wenn er die Fallsteuerung und damit die Steuerung des Versorgungssystems der Fallmanagerin überlässt und er «nur» in der Fallverantwortung bleibt (aus rechtlichen Gründen). Ausserdem ist durch das Fallpflegesystem gewährleistet, dass der Hausarzt eine kontinuierliche Ansprechperson aus der Pflege hat. Diese Form der Zusammenarbeit setzt von beiden Seiten eine hohe Kooperationsfähigkeit, einen guten Informationsaustausch und gegenseitiges Vertrauen voraus.

6.4.9 Anforderungs- und Kompetenzprofil der Fallmanagerin

Die Aufgabe als Fall- und Prozesssteuernde stellt hohe Anforderungen an die Fallmanagerin. Das folgende Anforderungs- und Kompetenzprofil skizziert die Schlüsselfähigkeiten, die an eine Fallmanagerin zu stellen sind.

Fachkompetenz
- Ausbildung als Pflegefachfrau Niveau HF oder höher.
- mehrjährige Berufserfahrung als Pflegefachfrau im Krankenhaus, im

ambulanten Pflegedienst oder in einer Langzeitpflegeeinrichtung.
- umfassendes pflegerisches Wissen.
- Weiterbildung in der Pflegeleistungserfassung (ambulant/stationär)
- absolvierte Ausbildung als Case Managerin oder interne Weiterbildung im Fallpflegesystem/als Fallmangerin.

Sachkompetenz
- Kenntnisse der Strukturen der regionalen Gesundheitsversorgung und des regionalen Leistungsangebots.
- Kenntnisse der betrieblichen Organisation (Abläufe, Modelle, Methoden usw.).
- kulturelles Wissen (Lebenswelt der Bewohnerin).
- Kenntnisse relevanter gesetzlicher Grundlagen.

Methodenkompetenz
- Führungs-, Weisungs- und Delegationsfähigkeit.
- Analyse- und Planungsfähigkeit.
- Fähigkeit, Entscheidungen eigenständig und kooperativ zu treffen (und zu wissen, wann welche Entscheidungsform notwendig ist).
- Informationsbeschaffungsfähigkeit und Wissensmanagement.
- Fähigkeit zu vernetztem und prozessorientiertem Denken und Handeln.
- Fähigkeit, Prozesse zu gestalten.
- Coachingfähigkeit.

Sozialkompetenz
- Fähigkeit, tragfähige Beziehungen aufzubauen und zu gestalten.
- Kommunikations- und Beratungsfähigkeit.
- Koordinations- und Kooperationsfähigkeit.
- Problemlösungs- und Konfliktfähigkeit, Verhandlungsgeschick.
- Integrations- und Mediationsfähigkeit.
- Handlungsfähigkeit (auch in widersprüchlichen Situationen.)

Selbstkompetenz
- Fähigkeit zur Reflektion.

- Fähigkeit zur Selbstorganisation.
- Kenntnis der eigenen Rolle.

6.5 Zeitlicher Ablauf der Fall- und Prozesssteuerung

Am Beispiel der Aufnahme einer Bewohnerin wird der zeitliche Ablauf der Fall- und Prozesssteuerung durch die Fallmanagerin bis zur Erstellung des ersten Behandlungsplans illustriert. Aufgelistet sind nur die wesentlichen Arbeiten der Fallmanagerin. Wir gehen davon aus, dass die Bewohnerin von einem Krankenhaus für einen dauerhaften Aufenthalt in die Langzeitpflegeeinrichtung überwiesen wird. Die Dauer bis zur Erstellung des definitiven Behandlungplans dauert rund 2 Wochen. Dieses Zeitfenster mag etwas erstaunen, allerdings hat sich in der Praxis gezeigt, dass ein engeres Zeitfenster für viele Bewohnerinnen eine Überforderung darstellt. Bei Bewohnerinnen, die für einen Kurzzeit- oder Ferienaufenthalt eintreten, gilt ein verkürztes Verfahren.

Die Aufgaben der Fallmanagerin in der Behandlungs- und Prozesssteuerung und die dabei angewendeten Instrumente sind im Kontext einer Pflegetheorie bzw. eines Pflegemodells zu sehen. Im nachfolgenden Beispiel beziehe ich mich vom Pflegemodell her auf ein eigens entwickeltes Pflegemodell, welches konzeptionell auf Bedürfnis- und ökologischen Theorien beruht (auf eine nähere Beschreibung dieses Pflegemodells kann an dieser Stelle nicht eingegangen werden). Dieses Pflegemodell legt den Fokus in besonderem Masse auf die verschiedenen Lebensdimensionen der Bewohnerinnen und ermöglicht es, übergeordnete Behandlungsschwerpunkte und Behandlungsziele zu evaluieren bei gleichzeitigem Erkennen der Einzelprobleme der Bewohnerinnen. Langzeitpflegeeinrichtungen, die mit anderen Pflegemodellen arbeiten, müssen demnach die hier angeführten Instrumente allenfalls durch andere ersetzen, damit die Passung zwischen den Instrumenten, Methoden und dem angewandten Pflegemodell erhalten ist.

Vor dem Aufnahmetag erhält die Fallmanagerin vom Geschäftsführer bzw. der Pflegedienstleitung das Aufnahmeformular mit den
Stammdaten der Bewohnerin. Die Fallmanagerin nimmt mit der Kran-
kenhausabteilung Kontakt auf und holt sich erste Informationen zum
gesundheitlichen Zustand der Bewohnerin, der bisherigen Behandlung
und der Medikation ein. Aufgrund dieser Informationen kann die
Fallmanagerin erste Vorbereitungen für die Aufnahme treffen. Der
Hausarzt wird über den voraussichtlichen Eintrittstermin informiert
und die Fallmanagerin eröffnet die Pflegedokumentation.

Am Aufnahmetag empfängt die Fallmanagerin die Bewohnerin, begleitet sie in ihre Wohnform (Wohnung, Zimmer) und nimmt die
Krankenhausunterlagen entgegen. Die Einführung in das Haus übernimmt die Fallmanagerin oder eine Pflegemitarbeiterin. Die Fallmanagerin studiert die Krankenhausunterlagen und führt am Aufnahmetag
das Aufnahme-Assessment durch.

Das Aufnahme-Assessment ist ein Eintrittsgespräch, welches auf der
Grundlage eines standardisierten Fragebogens geführt wird. Die Kunst
des Aufnahme-Assessments besteht darin, dass Gespräch so zu führen,
dass der Fragebogen am Schluss „abgearbeitet" ist, die Bewohnerin aber
nicht den Eindruck einer Befragung, sondern den eines gemeinsamen
Gesprächs hat. Im Gespräch geht es um die persönliche Einschätzung
der Bewohnerin (Selbsteinschätzung) zu ihrem gesundheitlichen Zustand, welche mit den vorliegenden Berichten aus dem Krankenhaus
verglichen werden kann (Fremdeinschätzung). Beim Aufnahme-
Assessments geht es in erster Linie um somatische Probleme der Bewohnerin sowie ihre Befindlichkeit im Zusammenhang mit dem Eintritt in die Langzeitpflegeeinrichtung. Das Aufnahme-Assessment gibt
der Fallmanagerin zudem erste Hinweise auf Problembereiche oder
Lebensdimensionen, in denen ein vertieftes Assessment notwendig sein
kann. Die Grundlage für das Aufnahme-Assessment ist ein sogenanntes

Basis-Assessment Gesundheit mit folgenden Inhalten:

- Grund für den Eintritt; persönlicher Umgang mit dem Eintritt.
- Befindlichkeit, vordringliche Beschwerden.
- Medikamenteneinnahme.
- Befragung von ATL´s (in Anlehnung an Juchli): Bewusstsein, Schlafverhalten, Schlafgewohnheiten, Mobilität, waschen und kleiden, Hygiene, sehen und hören, Essen und Essgewohnheiten, Ausscheidung, Atmung, Kommunikation.
- Schmerzen, Fatique, Depression, Hautprobleme, Wunden, Abhängigkeiten.
- besondere Gewohnheiten (essen, trinken, schlafen usw.).
- bisheriger Lebensplan, Umgang mit verändertem Lebensplan, Wünsche und Erwartungen an die Einrichtung und an die Pflege.
- Klärung, ob die Bewohnerin mit Angehörigengesprächen einverstanden ist.
- Thema Patientenverfügung, Vorsorgeauftrag, Rechtsvertretung.

Ein Basis-Assessment Gesundheit kann von jeder Langzeitpflegeeinrichtung in Abhängigkeit vom angewandten Pflegemodell selber zusammengestellt werden.

Beim Aufnahme-Assessment kann es zu einzelnen Punkten Abweichungen geben zwischen der Selbsteinschätzung der Bewohnerin und der Fremdeinschätzung durch vorgelagerte Behandlungsstellen. In diesem Fall lohnt es sich, diese Abweichungen offen mit der Bewohnerin zu besprechen.

Sofern das Basis-Assessment Gesundheit nicht mit der Bewohnerin selber durchgeführt werden kann, ist es empfehlenswert, dieses mit Angehörigen der Bewohnerin durchzuführen. Angehörige können oft sehr gut das Erleben und den Willen der Bewohnerin zum Ausdruck bringen.

Aufgrund des Aufnahme-Assessments erstellt die Fallmanagerin am Aufnahmetag den ersten, vor allem somatisch orientierten, Pflegeplan und informiert das Pflegeteam am Fachrapport über die pflegerischen Massnahmen und Besonderheiten (z.B. essen, trinken, schlafen, Mobilisation, Kontinenz, Medikamente usw.). Damit ist die somatisch orientierte Versorgung und Pflege der Bewohnerin sofort gewährleistet. Die Fallmanagerin informiert den Hausarzt über den definitiven Eintritt und vereinbart den Visitentermin. Mit den Angehörigen vereinbart die Fallmanagerin einen Gesprächstermin (sofern die Bewohnerin damit einverstanden ist). Liegen therapeutische Verordnungen vor (z.B. Physiotherapie), werden diese von der Fallmanagerin sofort eingeleitet.

6.5.2 Pflegeleistungserfassung (in der Schweiz)

Ab dem zweiten Aufenthaltstag beginnt (in der Schweiz) die Pflegeleistungserfassung, welche 14 Tage dauert. Die dazu notwendigen Unterlagen (z.B. Beobachtungs-Checkliste für die Pflegeleistungserfassung) werden von der Fallmanagerin vorbereitet. Das Pflegeteam protokolliert seine Beobachtungen während der Phase der Pflegeleistungserfassung auf der Checkliste, wobei diese am Fachrapport jeweils kurz besprochen wird. Die Pflegeleistungserfassung ist am 15. Tag abgeschlossen. Aufgrund der Beobachtungscheckliste füllt die Fallmanagerin am 16./17. Tag die notwendigen Formulare aus, berechnet mittels EDV die Pflegestufe und und leitet die Unterlagen an die zuständige Person (in der Regel die Pflegedienstleitung) weiter. Inwieweit eine Einrichtung die Ergebnisse der Pflegeleistungserfassung (Pflegestufe) in den pflegerischen Leistungsprozess miteinbezieht, ist abhängig von den Gepflogenheiten jeder Einrichtung.

6.5.3 Befindlichkeit und vertiefte Assessments (2. – 5. Tag)

In den ersten 5 Tagen prüft die Fallmanagerin täglich mit der Bewohnerin ihre aktuelle Befindlichkeit. Die Fallmanagerin sucht dazu die Bewohnerin jeden Tag für ein kurzes Gespräch auf. Um die Bewohnerin über den Tagesverlauf kennen zu lernen, empfiehlt es sich, den „Befindlichkeitsbesuch" täglich zu einem anderen Zeitpunkt zu machen.

Die ersten fünf Tage nutzt die Fallmangerin für vertiefte Assessments, sofern solche angezeigt ist. Dazu gehören beispielsweise Assessments zu Schmerzen, Fatique, Depression, Ernährung, Atemnot usw. Je nach Durchführung und Ergebnissen passt die Fallmanagerin den Pflegeplan an und informiert das Pflegeteam über die Pflegeplanänderungen am Fachrapport.

An der ersten Arztvisite informiert sie den Hausarzt über die aktuelle Situation und bespricht mit ihm unter anderem die Medikation.

6.5.4 Kompetenz-Bedürfnis-Assessment / Biographie (3. – 10. Tag)

Zwischen dem dritten und zehnten Aufenthaltstag führt die Fallmangerin mit der Bewohnerin ein Kompetenz-Bedürfnis-Assessment durch. Dabei geht es um die vertiefte Abklärung, welche Probleme die Bewohnerin auf verschiedenen Lebensdimensionen konkret aufweist oder verspürt. Es geht auch hier um die subjektive Einschätzung der Bewohnerin. Beim Kompetenz-Bedürfnis-Assessment werden Probleme, Bedürfnisse, Ziele und Fähigkeiten auf der körperlichen, emotionalen, geistigen, sozialen und spirituellen Ebene befragt:

- Probleme
  welche Einschränkungen erlebt die Bewohnerin auf welcher Ebene.

- Bedürfnisse
  welche Bedürfnisse hat die Bewohnerin hinsichtlich ihrer Probleme; welche Bedürfnisse hat sie grundsätzlich; was wünscht sie sich.

- Ziele
  Welche Ziele hat die Bewohnerin hinsichtlich ihrer Probleme; welche Ziele hat sie grundsätzlich.

- Fähigkeiten
  welche Fähigkeiten hat die Bewohnerin, um an der Zielerreichung

mitzuwirken oder welche Fähigkeiten sind so eingeschränkt, dass sie keinen Beitrag mehr leisten kann; bei welchen Fähigkeiten benötigt sie kompensatorische Unterstützung.

Von besonderer Bedeutung beim Kompetenz-Bedürfnis-Assessment ist die Unterscheidung zwischen Bedürfnissen und Zielen. Ein Bedürfnis basiert auf einem Mangelzustand und ist das Verlangen oder der Antrieb, diesen Mangelzustand zu beseitigen. Hunger beispielsweise ist ein Mangelzustand und löst das Bedürfnis nach Sättigung aus. Das Bedürfnis nach Sättigung löst bei einer Person wiederum die Handlung „essen" aus. Ein Bedürfnis gibt also an, warum eine Person etwas tut und das Ziel beschreibt, was die Person damit erreichen will.

Beim Kompetenz-Bedürfnis-Assessment erhält die Fallmangerin bezüglich der Problemstellungen der Bewohnerin also zwei Sichtweisen: erstens, warum eine Bewohnerin etwas will und zweitens, was sie damit erreichen will. Dies eröffnet der Fallmangerin neue Perspektiven zu der Problemlage der Bewohnerin und ist ein guter Wegweiser zum Herausarbeiten eines übergeordneten Behandlungsziels.

Im gleichen Zeitraum führt die Fallmangerin mit der Bewohnerin eine kurze biographische Befragung durch. Es geht um die prägenden Ereignisse in ihrem Leben, die für sie heute noch von Bedeutung sind.

Mit Einverständnis der Bewohnerin führt die Fallmanagerin im gleichen Zeitraum das erste Angehörigengespräch. Die Bewohnerin entscheidet, ob sie an diesem Gespräch teilnehmen will. Im Angehörigengespräch geht es vor allem um die Sichtweise der Angehörigen zum gesundheitlichen Zustand der Bewohnerin und allenfalls um familiendynamische Aspekte.

6.5.5 Behandlungsplan und pflegerischer Leistungplan (Pflegeplan)

Am täglichen Fachrapport erhält die Fallmanagerin weitere Informationen zu der Bewohnerin vom Pflegeteam. Zwischen dem elften und dem 16. Aufenthaltstag erstellt die Fallmanagerin aufgrund aller Informationen den Behandlungsplan für die Bewohnerin wie folgt:

- was ist der Behandlungsschwerpunkt.

- was sind die geplanten Behandlungsziele und Behandlungsmassnahmen (medizinisch, pflegerisch, therapeutisch).

- welche externen Leistungserbringer müssen hinzugezogen werden.

- welche pflegerischen Ziele und Massnahmen (Pflegeplan) ergeben sich aus dem Behandlungsplan.

Die Fallmanagerin bespricht den Behandlungsplan mit dem Hausarzt, wobei zu diesem Zeitpunkt aufgrund der Rückmeldungen des Arztes noch Anpassungen vorgenommen werden können. Bei dieser Besprechung definiert der Hausarzt die definitiven Ziele, Massnahmen und Evaluationszeitpunkte für die medizinische Versorgung (in Abstimmung mit dem Behandlungsplan). Diese werden im Behandlungsplan aktualisiert. Sofern weitere externe Leistungsanbieter involviert sind, bespricht die Fallmanagerin mit diesen telefonisch oder an einer Visite den Behandlungplan und aktualisiert allenfalls die „therapeutischen" Ziele, Massnahmen und Evaluationszeitpunkte im Behandlungsplan. Der Pflegeplan wird von der Fallmanagerin erweitert und aktualisiert. Das Pflegeteam wird am nächsten Fachrapport umfassend über den Behandlungsplan und den Pflegeplan informiert.

Bei einem Kurzzeit- oder Ferienaufenthalt, der in der Regel ein bis vier Wochen dauert, wird das Verfahren abgekürzt. Die Fallmanagerin führt das Aufnahme-Assessment durch und konzentriert sich auf die Erstellung eines somatisch orientierten Pflegeplans. Dies ist insoweit vertretbar, als die meisten Bewohnerinnen mit einem Kurzzeitaufenthalt weniger Einschränkungen zeigen und bereits nach kurzer Zeit die Einrichtung wieder verlassen.

Die hier vorgestellten Instrumente, die zur Erstellung des Behandlungsplans und des Pflegeplans sowie anschliessend zur Wirksamkeitskontrolle eingesetzt werden, können von Einrichtung zu Einrichtung unterschiedlich sein.

6.6 Einführung des Fallpflegesystems in die Praxis

Die nachfolgenden Ausführungen zur Umsetzung des Fallpflegesystems in einer Langzeitpflegeeinrichtung gelten explizit nur als Skizze. Jede Einrichtung hat ihre Spezifitäten, die bei der Projektplanung berücksichtigt werden müssen. Das Projekt bedingt, dass auf der obersten Führungsebene ein Projektplan mit definierten Meilensteinen vorliegt, damit das Projekt strukturiert und möglichst ressourcenschonend (Zeit, Geld) umgesetzt werden kann.

Die Einführung des Fallpflegesystems verlangt, dass die Trägerschaft, die Geschäftsführung, die Pflegedienstleitung und wichtige Stabstellen (z.B. Pflegeexpertin) von den Vorteilen des Fallpflegesystems überzeugt sind und dessen Umsetzung im Betrieb unterstützen. Hier sind Diskussionen und Gespräche notwendig, um die bisherige Pflegeorganisation mit dem Fallpflegesystem zu vergleichen und die Vorteile einer Einführung für den eigenen Betrieb herauszuarbeiten.

Die Vorbereitung für die Einführung muss auf der obersten Führungsebene (Geschäftsführer, Pflegedienstleitung, Pflegeexpertin) stattfinden. Es geht um die Frage, welche Aufgaben der Fallmanagerin zugeteilt werden und welche Prozessanpassungen sich daraus ergeben. Auf dieser Grundlage werden Prozesse schriftlich neu formuliert und die Stellenbeschreibungen und die Anforderungs- und Kompetenzprofile für die verschiedenen Berufsgruppen der Pflege neu erstellt. Gleichzeitig erfolgt die Passungsprüfung zwischen dem Fallpflegesystem als Handlungskonzept und dem im Betrieb angewandten Pflegemodell. Das vom Betrieb vertretene Pflegemodell muss den Anforderungen des

Fallpflegesystems als Handlungskonzept genügen. Daraufhin müssen die vorhandenen Instrumente und Konzepte für die tägliche Arbeitspraxis (z.B. Assessment-Instrumente) überprüft, angepasst oder eventuell neu entwickelt werden. Hier gibt es auf dem Markt bereits eine ganze Palette an Instrumenten, die praxisgeprüft sind und kostengünstig erworben werden können (z.B. Schmerzskala, Depressionsskala usw.). In der Regel endet diese Arbeitsphase in einer Umschreibung bzw. Anpassung des bestehenden Pflegekonzepts.

Spätestens zu diesem Zeitpunkt ist eine erste Informationsveranstaltung für die Mitarbeiterinnen zu empfehlen. In der Regel halten es heute aber die meisten Einrichtungen so, dass sie bereits beim Projektbeschluss die Mitarbeiterinnen erstmals informieren.

Sind alle Unterlagen vorbereitet, stellt sich die Frage, wer die Funktion der Fallmanagerinnen auf den Stationen übernimmt. Es empfiehlt sich die interne Rekrutierung von Pflegefachpersonen als Fallmanagerinnen und sie entsprechend durch einen externen Berater zu schulen, weiterzubilden und in den ersten Monaten coachen zu lassen. Für die Rekrutierung empfiehlt sich die Durchführung eines Eignungs-Assessments, da die erfolgreiche Einführung und Umsetzung des Fallpflegesystems wesentlich von den zukünftigen Fallmanagerinnen abhängt. Vor dem Einführungsstart sind alle Mitarbeiterinnen in folgenden Bereichen zu schulen:

- Fallpflegesystem als Handlungskonzept und als Pflegesystem (Methode, Sinn, Zweck, Vorteile).

- Pflegekonzept und Pflegemodell des Hauses.

- Prozesse, Aufgaben, Verantwortung und Kompetenzen der verschiedenen Berufsgruppen.

- Zusammenarbeit mit externen Leistungserbringern usw.

Die Einführung des Fallpflegesystems auf einer Abteilung bedeutet, dass die Fallmanagerin den Behandlungs- bzw. Pflegeplan jeder Bewohnerin unter dem Aspekt der Fall- und Prozesssteuerung neu beurteilt und allenfalls mit jeder Bewohnerin Gespräche und Assessments durchführt. Dafür benötigt sie die entsprechende Zeit. Ein Einführungsplan auf einer Pflegeabteilung mit 20 Bewohnerinnen kann wie folgt aussehen: während 6 Wochen bearbeitet die Fallmanagerin wöchentlich je 3 Bewohnerinnendossiers und in der 7. Woche die letzten 2 Dossiers. Die Bewohnerinnendossiers, die sie überarbeitet hat, führt sie anschliessend bereits nach dem Fallpflegesystem. Nach knapp 2 Monaten ist die Arbeit auf der Station vollständig umgestellt.

Die Einführung des Fallpflegesystems ist ein Einschnitt in die Organisation und sollte von einem externen Berater begleitet werden. So können von Projektbeginn an mögliche Stolpersteine und Risiken reduziert werden.

6.7 Die Vorteile des Fallpflegesystems: Zusammenfassung

Das hier vorgestellte Fallpflegesystem zeigt im Vergleich zu anderen Pflegesystemen folgende Vorteile:

- das Fallpflegesystem ermöglicht es der Pflege, ihre zentrale Steuerungsfunktion in einer multiprofessionellen, interdisziplinären und intersektoralen Versorgung der Bewohnerinnen wirksam wahrzunehmen. Dadurch positioniert sich die Pflege gegenüber dem medizinischen Versorgungssystem auf Augenhöhe.

- das Fallmanagement mit Fall- und Prozesssteuerung wird zum Standard der Langzeitpflegeeinrichtung. Dadurch wird die individuelle Behandlung, Pflege und Begleitung der Bewohnerinnen verstärkt und gefördert. Jede Bewohnerin erhält eine individuelle und ganzheitliche Behandlungsplanung und Pflegeplanung. Bewohnerinnen und/oder Angehörige werden stärker in die Behandlung miteinbezogen.

- die Fallmanagerin entwickelt Routine in der Anwendung komplexer Assessment-Instrumente. Sie beherrscht die multidimensionale Betrachtung der Bewohnerinnen mit ihren Problembereichen und ist befähigt, Interaktionen und Kausalzusammenhänge zwischen komplexen Problemen zu erkennen.

- durch die Fallmangerin werden in der interdisziplinären und intersektoralen Zusammenarbeit Doppelspurigkeiten vermieden, der Informationsfluss zwischen Hausarzt, Therapeuten und Pflege wird vereinfacht und professionalisiert.

- durch die Fallmanagerin ist eine gleichbleibende Qualität in der Steuerung der Behandlung (Fallsteuerung) und der Pflegeprozesssteuerung gewährleistet. Die Qualität der Pflegeplanung, Pflegedokumentation und der Pflegeberichte erhöht sich. Damit ist die Pflege weniger abhängig von der Fähigkeit der einzelnen Pflegefachpersonen, den Pflegeprozess zu steuern (wie z.B. bei der Bezugspflege oder Primary Nursing).

- die Fallmanagerin arbeitet nicht in der praktischen Pflege mit und hat somit genügend Zeitressourcen für die Fallsteuerung und die pflegerische Prozesssteuerung. Die Fallmanagerin kann daher komplexe Aufgaben/Problemstellungen effizienter und wirksamer bearbeiten, Versorgungslücken rascher erkennen und Abstimmungsprozesse verkürzen.

- die klare Aufgabenteilung zwischen der Fallmanagerin und der Stationsleitung entlastet die Stationsleitung von fachlichen Aufgaben und lässt ihr genügend Zeitressourcen für die organisatorische und personelle Führung.

- die Bewohnerinnen, Angehörigen, Ärzte und andere externe Leistungserbringer haben eine eindeutige und täglich verfügbare Ansprechperson.

- die Pflegefachpersonen werden von administrativen und planerischen Aufgaben entlastet, stehen weniger unter Zeitdruck und können sich wieder auf die Kernaufgaben des pflegerischen Handelns konzentrieren.

– die Dienstplanung und die tägliche Arbeitsplanung ist vereinfacht. Bei der Planung spielt die regelmässige Anwesenheit von Bezugspflegepersonen keine Rolle mehr. Die Flexibilität bei der Planung ist erhöht.

– das Fallpflegesystem reagiert weniger sensitiv auf Personalfluktuationen. Bei Personalwechsel kommt es für die Bewohnerinnen und Angehörigen nicht zu einem Bezugspersonenwechsel.

– durch das Fallpflegesystem verbessern sich für die Langzeitpflegeeinrichtungen die Voraussetzungen für die Anstellung von teilzeitmitarbeitenden Pflegefachpersonen.

– die Langzeitpflegeeinrichtungen haben mehr Flexibilität bei der Anstellung von Pflegefachpersonal mit unterschiedlichen Qualifikationsniveaus (entsprechend der Verfügbarkeit von Personal auf dem Arbeitsmarkt), da die Prozesssteuerung nicht mehr die alleinige Aufgabe der diplomierten Pflegefachpersonen ist.

Das Fallpflegesystem ist kein Pflegesystem, das im Vergleich zu anderen Pflegesystemen automatisch kostenmindernd ist. Das Fallpflegesystem sollte daher nicht mit der Absicht eingeführt werden, Personalkosten zu senken. Das Fallpflegesystem dient dazu, organisatorische Probleme mit bisherigen Pflegesystemen zu lösen, die Qualität der Pflege zu optimieren und die Pflege als Disziplin so zu positionieren, damit sie im Versorgungsnetz die Anerkennung erhält, die ihr endlich gebührt.

7   Schlussbetrachtung

Die Pflege steht heute in einem Dilemma. Die Ökonomisierung verdrängt zunehmend den Kern des pflegerischen Handelns, d.h. die Beziehungsgestaltung und die Fürsorge für Menschen in schwierigen und existentiellen Lebenssituationen. Die Pflege der Bewohnerinnen wird heute in Minuten berechnet. Die Pflege wird dadurch zunehmend auf einen objektiven Bedarf reduziert, der mit den subjektiven Bedürfnissen der Bewohnerinnen und den Vorstellungen der Pflegemitarbeiterinnen von Pflege in Widerspruch gerät. Pflege lässt sich nicht rationalisieren, da nicht immer schneller gepflegt werden kann. Eine Folge der Ökonomisierung ist die Bürokratisierung und Gleichschaltung der Pflege.

Der Wunsch der Politik und „Geldgeber", die Zweckmässigkeit, Wirksamkeit und Wirtschaftlichkeit (auch) pflegerischen Handelns nachzuweisen, erfordert eine Dokumentationspflicht, die in ihrem heutigen Ausmass am Kern der Pflege vorbeizielt. Dabei wird der Fokus vor allem auf die Wirtschaftlichkeitsprüfung gelegt, wobei aber unklar bleibt, wie die Wirtschaftlichkeit der Pflege letztlich konkret belegt werden soll. Allgemeine Vergleiche zwischen Langzeitpflegeeinrichtungen hinsichtlich ihrer Kosten pro Pflegeminute können kaum fundierte Aussagen zur Wirtschaftlichkeit der Pflege hervorbringen.

Die Gleichschaltung der Pflege äussert sich in politischen Qualitätsvorgaben, die die Vorstellung von ganzheitlicher Pflege nach meinem Dafürhalten nicht wirklich abbilden. Qualität in der Pflege bedeutet heute gegenüber der Politik und den „Geldgebern" eine genügende Anzahl an Standardpapieren und Standardkonzepten vorweisen zu können. Ob diese „Papiere" aber wirklich dem Wohle und der individuellen Behandlung und Pflege der Bewohnerinnen dienlich sind, sei dahingestellt. Was bleibt, ist eine überregulierte, aber unterfinanzierte Pflege.

Die Anforderungen, die heute an das Pflegepersonal ausserhalb ihrer Kerntätigkeit des pflegerischen Handelns gestellt werden, sind enorm. Viele Pflege(fach)personen sind mit pflegetheoretischen Überlegungen, dem in der Einrichtung angewandten Pflegemodell (seinen Stärken und Schwächen) sowie wissenschaftlichen Handlungskonzepten zu wenig vertraut. Es ist in der Praxis schwierig, die fundierte Steuerung des Pflegepozesses in Anlehnung an ein Pflegemodell und unter Berücksichtigung des ganzheitlichen oder einheitlichen Paradigmas mit allen Pflegefachpersonen auf gleichbleibendem Niveau durchzuführen. Pflege ist stärker von den Fähigkeiten einzelner Pflegefachpersonen abhängig als üblicherweise angenommmem wird. Solange in Langzeitpflegeeinrichtungen nicht genügend Zeit (und Geld) in die fortlaufende Weiterbildung der Pflegemitarbeiterinnen investiert wird, wird sich an diesem Zustand nicht viel ändern.

Auf der anderen Seite besteht auch heute noch eine hohe Differenzierung zwischen der Medizin und der Pflege, wobei diese Differenzierung implizit eine Wertigkeit enthält. Die Pflege in den Langzeitpflegeeinrichtungen setzt sich mit dem Erleben der Krankheit der Bewohnerinnen auseinander und leistet damit gegenüber kranken Menschen dann noch Beistand, wenn die Medizin unter Umständen nichts mehr tun kann. Trotzdem hat die Pflege heute immer noch keine Verordnungskompetenz und bleibt nur in der Mitverantwortung. Es ist nach meinem Dafürhalten für die Zukunft unseres Gesundheitswesens wesentlich, dass die Bedeutung der Pflege neu betrachtet und daraus entsprechende Schlussfolgerungen gezogen werden.

Das Fallpflegesystem kann die Dilemmata der Pflege nicht lösen. Es bietet aber auf der pflegeorganisatorischen Ebene die Möglichkeit, die Pflegemitarbeiterinnen und im Besonderen das Pflegefachpersonal von administrativen und pflegeprozesssteuernden Tätigkeiten substantiell zu entlasten. Die Pflegemitarbeiterinnen erhalten dadurch Zeit, sich wieder dem Kern des pflegerischen Handelns anzunähern und sich der Fürsorge der Bewohnerinnen zu widmen. Auf der anderen Seite ist die Fallmanagerin die Spezialistin für die Fall- und Prozesssteuerung, für

Assessments und die Behandlungs- und Pflegeplanung. Sie ist damit für die Langzeitpflegeeinrichtung und für die Bewohnerinnen ein Garant für eine einzelfallbezogene und ganzheitliche Pflege auf einem qualitativ hohen Niveau. Zu guter Letzt bietet das Fallpflegesystem gerade der Langzeitpflege die Chance, sich auf eine neue Art als die zentrale Steuerungsinstanz im Versorgungssystem der Bewohnerinnen zu positionieren und zu etablieren. Eine solche Neupositionierung wird an den Schnittstellen im Versorgungssystem anfänglich sicher für anregende Diskussionen sorgen.

Abbildungsverzeichnis

Abbildung 1

Als Vorlage für die Abbildung diente:

Kellnhauser, Edith et al. (2004). Thiemes Pflege. Professionalität erleben. Georg Thieme Verlag, Stuttgart. Abbildung auf Seite 47. Die Abbildung wurde vom Autor modifiziert.

Abbildung 2

Quelle: Büssing, André (1997). Neue Entwicklungen in der Krankenpflege. Reorganisation von der funktionalen zur ganzheitlichen Pflege. Seite 15 – 48. Abbildung auf Seite 26. In: Büssing, André (Hrsg.) (1997). Von der funktionalen zur ganzheitlichen Pflege. Reorganisation von Dienstleistungsprozessen im Krankenhaus. Verlag für angewandte Psychologie, Göttingen (©by Hogrefe Verlag).

Abbildung 3

Als Vorlage für die Abbildung diente:

Kellnhauser, Edith et al. (2004). Thiemes Pflege. Professionalität erleben. Georg Thieme Verlag, Stuttgart. Abbildung auf Seite 81. Die Abbildung wurde vom Autor modifiziert.

Abbildung 4

Als Vorlage für die Abbildung diente:

Kellnhauser, Edith et al. (2004). Thiemes Pflege. Professionalität erleben. Georg Thieme Verlag, Stuttgart. Abbildung auf Seite 79. Die Abbildung wurde vom Autor modifiziert.

Abbildung 5
Als Vorlage für die Abbildung diente:
Kellnhauser, Edith et al. (2004). Thiemes Pflege. Professionalität erleben.
Georg Thieme Verlag, Stuttgart. Abbildung auf Seite 80. Die Abbildung
wurde vom Autor modifiziert.

Abbildung 6
Eigene Abbildung (Oberhauser, 2017)

Abbildung 7
Eigene Abbildung (Oberhauser, 2017)

Abbildung 8
Eigene Abbildung (Oberhauser, 2017)

Abbildung 9
Eigene Abbildung (Oberhauser, 2017)

Literaturverzeichnis

Battegay, Edouard (2014): Multimorbidität: eine Herausforderung der Neuzeit, In: bulletin SAMW, 2014, Ausgabe 4, Seite 1 – 4.

Buchan, James; Ball, Jane; O´May, Fiona (2000): Determining skill mix in the health workforce: guidelines for managers and heath professionals. Issues in health services delivery. Discussion paper 3. Dept. Of Organization of Health Services Delivery. World Health Organization. Geneva.

Büssing, André (1997): Neue Entwicklungen in der Krankenpflege. Reorganisation von der funktionalen zur ganzheitlichen Pflege. In: Büssing, André (Hrsg.): Von der funktionalen zur ganzheitlichen Pflege. Reorganisation von Dienstleistungsprozessen im Krankenhaus. Verlag für Angewandte Psychologie, Göttingen, S. 15 – 48.

Curaviva Schweiz (2016). Das Wohn- und Pflegemodell 2030 von Curaviva Schweiz. Die Zukunft der Alterspflege.
https://www.curaviva.ch/files/O4TWKFK/fact_sheet__das_wohn__und_pfleg emodell_2030_von_curaviva_schweiz__mai_2016.pdf

Deutsches Netzwerk Primary Nursing (2008, aktualisiert 2016): Merkmale von Primary Nursing. Eine Orientierung und Handlungshilfe zur Umsetzung der pflegerischen Organisationsform Primary Nursing.
https://www.dbfk.de/media/docs/expertengruppen/netzwerk-primary-nursing/Merkmale-von-Primary-Nursing_akt-2016_final.pdf

Amelang, Christine; Detert, Enno; Köller, Thorsten; Krüger, Heike; Schneiders, Petra; Tacke, Doris; Ulrich, Ulf: Arbeitsgruppe Dienstplangestaltung Deutsches Netzwerk Primary Nursing (2010). Dienstplangestaltung im System der Primären Verantwortung in der Pflege. Deutsches Netzwerk Primary Nursing. https://www.dbfk.de/media/docs/expertengruppen/netzwerk-primary-nursing/Dienstplangestaltung-im-PN.pdf

Dobrin Schippers, Andrea (2015): Systematische Weiterentwicklung der Bezugspflege: Psychiatrische Dienste Thurgau. In: Psychiatrische Pflege heute. 2015, 21, H2, S. 94 – 98.

Friesacher, Heiner (2008): Theorie und Praxis pflegerischen Handelns. Begründung und Entwurf einer kritischen Theorie der Pflegewissenschaften. V&R unipress GmbH, Göttingen.

Hallensleben, Jörg (2003). Typologien von Pflegemodellen. Diskussion ihrer Nützlichkeit unter besonderer Berücksichtigung der Typologie von A. I. Meleis. In: Pflege und Gesellschaft, 2003, Nr. 2, S. 11 – 19.

Imhof, Lorenz; Abderhalten, Christoph; Cignasco, Eva; Eicher, Manuela; Mahrer-Imhof, Romy; Schubert, Maria; Shaha, Maya (2007). Agenda für die Pflegeforschung in der Schweiz 2007 – 2017. Swiss Research Agenda for Nursing (SRAN). http://www.sran.ch/uploads/9/3/1/9/93193342/555.pdf

Kellnhauser, Edith; Schewior-Popp, Susanne; Sitzmann, Franz; Geissner, Ursula; Gümmer, Martina; Ullrich, Lothar (2004). Thiemes Pflege. Professionalität erleben. Thieme Verlag, Stuttgart.

Ludwing, Iris; Mathis-Jaggi, Fransika; Horlacher, Kathrin (2009): Ein Um-
denken in der Pflege: die Aufgaben und Rollen der diplomierten Pflegefachpersonen müssen neu definiert werden. In: Care Management, 2009,
Vol. 2, Nr. 3, S. 43 – 45.

Mann, Cornelia (2010): Primary Nursing als Organisationsform der Pflege
– Implementierung im stationären Sektor in Österreich – eine Zukunftsvi-
sion. Diplomarbeit. Universität Wien, Fakultät für Sozialwissenschaften.
http://othes.univie.ac.at/8560/1/2010-02-26_0301216.pdf

Mayer, Hanna (2014). Pflegeforschung kennenlernen. Elemente und Ba-
siswissen für die Grundausbildung. Facultas Verlags- und Buchhandels
AG, Wien.

Meleis, Afaf Ibrahim (1999). Pflegetheorie. Gegenstand, Entwicklung und
Perspektiven des theoretischen Denkens in der Pflege. Huber, Bern.

Moers, Martin; Schaeffer, Doris (2006). Pflegetheorien heute. Wie können
sie die Praxisentwicklung fördern? Teil 1 In: Die Schwester/Der Pfleger,
2006, Ausgabe 45 (12).
https://www.bibliomed-pflege.de/zeitschriften/die-schwester-der-
pfleger/heftarchiv/ausgabe/artikel/sp-12-2006/31085-pflegetheorien-heute/

Moers, Martin; Schiemann, Doris (2008): Pflege – Konzeptionelle Aspekte
der Pflegeleistung. In: Schmidt-Rettig, Barbara; Eichhorn, Siegfried (Hrsg.)
(2008): Krankenhaus-Managementlehre: Theorie und Praxis eines inte-
grierten Konzepts. Kohlhammer, Stuttgart, S. 320 – 333.

Needham, Ian; Abderhalden, Christoph (2002): Bezugspflege in der stationären Pflege. In: Psych Pflege, 2002, 8 (4), S. 189 – 193.

Oberhauser, Karl (2017): Die Langzeitpflege braucht neue Pflegesysteme –
ein Diskussionsbeitrag. Das Pflegesystem „Fachverantwortliche Pflege".
Curaviva, 2017, Ausgabe 2, S. 26 – 29.
https://www.curaviva.ch/files/0W2O9KL/fz_2017_februar_neues_heimkonzep
t.pdf

OBSAN - Schweizerisches Gesundheitsobservatorium (2013): Multimorbidität bei Personen ab 50 Jahren. Obsan Bulletin, 2014, Ausgabe 4.
(PDF-Dowload: www.obsan.ch ➜ Publikationen).

Pflüger, Silvia (2013): Der Einfluss des Skill- und Grademixes auf das Res-
sourcenmanagement im Pflegedienst. Hochschule Luzern, Masterarbeit
MAS Management im Sozial- und Gesundheitsbereich 2012 – 2014.

Schulz, Michael; Krause, Petra (2003): Zwischen Bezugspflege und Primary
Nursing – auf dem Weg zu einer evidenzbasierten und personenzentrier-
ten Pflegeorganisationsform. In: Psych Pflege, 2003, 9 (5), S. 242 – 248.

Schweizerische Gesundheitsdirektorenkonferenz und Bundesamt für Gesundheit (2012). „Neue Versorgungsmodelle für die medizinische Grundversorgung". Bericht der Arbeitsgruppe „Neue Versorgungsmodelle für die
medizinische Grundversorgung" von GDK und BAG. Bern.
www.gdkcds.ch/fileadmin/docs/public/gdk/.../bt_versmod_pub_20120402_d.
pdf

Spichiger, Elisabeth; Kesselring, Annemarie; Spirig, Rebecca; De Geest Sabina (2006): Professionelle Pflege – Entwicklung und Inhalte einer Definition. In: Pflege, 2006, 19, S. 45 -51.

Stemmer, Renate (2003). Pflegetheorien und Pflegeklassifikationen. Pflege und Gesellschaft, 2003, Nr. 2, S. 51 – 58.

Van Kampen, Norbert (1997): Die zwei Paradigmen der Pflege – Zur Klassifikation amerikanischer Pflegemodelle. In: Pflege und Gesellschaft, 1997, Nr. 3, S. 1 – 8.

Zuninga, Franziska; Ausserhofer, Dietmar; Serdaly, Christine; Bassal, Catherin; De Geest, Sabina; Schwendimann, René (2013): Schlussbericht zur Befragung des Pflege- und Betreuungspersonals in Alters- und Pflegeinstitutionen der Schweiz. Universität Basel.
https://shurp.unibas.ch/

Internetquellen

(1): CMSA - Case Management Society of America Detroit (o.J.): History of Case Management.
https://cmsadetroit.org/about-us/history-chapter/ [Eingesehen am 20.09.2017]

(2): CCMC
https://ccmcertification.org/about-ccmc/about-case-management/definition-and-philosophy-case-management [Eingesehen am 20.09.2017]

(3): ACMA – American Case Management Association
https://www.acmaweb.org/section.aspx?sID=136 [Eingesehen am 20.09.2017]

(4): DGCC – Deutsche Gesellschaft für Care und Case Management
https://www.dgcc.de/case-management/ [Eingesehen am 20.09.2017]

(5): Netzwerk Case Management Schweiz (2014). Definition und Standards
Case Management. 31. März 2014.
http://www.netzwerkcm.ch/sites/default/files/uploads/fachliche_standards_net
zwerk_cm_-_version_1_0_-_definitiv_0.pdf [Eingesehen am 20.09.2017]

(6) Strehle, Oliver; Weber, Andreas: Die Weiterentwicklung von Managed
Care in der Schweiz.
https://www.medsolution.ch/PDF/Die%20Weiternentwicklung%20von%20Ma
naged%20Care%20%20in%20der%20Schweiz.pdf [Eingesehen am 20.09.2017]

Save the Date

Vorankündigung für Frühjahr 2018

LEBENSQUALITÄTSORIENTIERTE PFLEGE

EIN PFLEGEMDOELL

Das Pflegemodell „Lebensqualitätsorientierte Pflege" basiert auf ökologischen und bedürfnisorientierten Theorien.

Der Mensch strebt nach einem Gleichgewicht zwischen seinen Bedürfnissen, seinen Fähigkeiten und seiner Umwelt.

Das Modell zeigt, wie Krankheit oder Älter werden mit einer Verschiebung dieses Gleichgewichts einhergeht und welche pflegerischen, aber auch therapeutischen Strategien sich daraus für die Pflege ableiten lassen.

Zum Autor

Karl Oberhauser

Diplompsychologe (Schwerpunkt Klinische Psychologie)

Dipl. Psychiatriepfleger

Therapieausbildungen: Hypnosetherapie, NLP, Transaktionsanalyse

Managementausbildung: VMI Universität Freiburg

12 Jahre Geschäftsführung von Suchteinrichtungen

13 Jahre Geschäftsführung von Langzeitpflegeeinrichtungen

Seit 2017 berufliche Eigenständigkeit:

- **Perspectivia**

  Strategische Unternehmensberatung im Gesundheitswesen

  www.perspectivia.ch

  ok@perspectivia.ch

- **Senio-help**

  Beratungsstelle für Seniorinnen, Senioren und Angehörige

  www.senio-help.ch (in Zusammenarbeit mit Silvia Scherzinger)

  info@senio-help.ch

Für Einrichtungen, die an der Einführung des Fallpflegesystems interessiert sind, biete ich folgende Dienstleistungen an:

- Vortrag zum Fallpflegesystem für das Kader und/oder Mitarbeiterinnen
- Einführung des Fallpflegesystems mit Begleitung und Coaching
- Rekrutierung von internen oder externen Fallmanagerinnen inkl. Eignungs-Assessment
- Weiterbildungen für Fallmanagerinnen im Fallpflegesystem

BESUCHEN SIE **WWW.PERSPECTIVIA.CH**